精神科医療の再設計

沖縄から変える日本の精神科医療

新垣元
ARAKAKI HAJIME

幻冬舎 MC

精神科医療の再設計

沖縄から変える日本の精神科医療

はじめに

２０２２年の「精神保健及び精神障害者福祉に関する法律」の改正を受け、２０２４年４月から入院期間の上限が６カ月に定められました。長期の入院で治療をするのではなく、早期の社会復帰を目指して患者は社会と関わりながら心の安定を図っていく、というのが精神疾患に関する治療の大前提となったのです。しかし法律が施行された一方で、この考えに基づいて医療機関はどのような役割を担っていくべきか、模索が続いています。

長期入院による療養をせずに、退院した患者が安心して日常生活を送りながらリハビリテーションを続けるには、外来通院だけでなく、状態が悪化したときにすぐに相談できるホットラインや、日常生活のなかでのサポートを受けられる訪問サービスの整備が欠かせません。医療機関は病院に閉じ込めるのではなく、社会参加を前提とした治療を実施する必要があります。

一方で地域のなかで実生活を送り、社会参加を進めるためにはどうすればよいのか、受け入れる地域との調整も不可欠です。行政や福祉サービスと連携して精神疾患のリハビリテーションを進めるうえでは、医療機関がリーダーシップを発揮していくことが求められています。

私は1999年から沖縄市で精神科病院を運営してきました。当時から精神疾患に対するいちばんの治療は早期の退院、早期の社会復帰だという考えのもと、入院患者がいち早く自立できるような治療に積極的に取り組んできました。2022年の「精神保健及び精神障害者福祉に関する法律」の改正のずっと以前からです。2005年には、入院患者の6割が3カ月以内の早期に自宅退院することなどを要件とした、精神科救急急性期医療入院料病棟（いわゆる「スーパー救急病棟」）を沖縄県で初めて設置しました。その後も、早期退院した患者が地域で安心して暮らせるように、訪問支援を行うアウトリーチケアや、障がい者を含む地域社会の人々が互いの理解を深めるために医療・福祉・教育の3領域の専門家が集まり、対話を行う「琉球ダイアローグプロジェクト」など、病院の中で完結しない、地域との連携のなかでの、精神疾患のリハビリテーション治療を実践してきました。

本書では、精神科医として歩んできた私自身の経験をもとに、誰もがその人らしく人生を歩んでいくには、医師としてどのようなサポートができるのか、どのように地域社会と連携すべきなのかをまとめています。医療従事者はもちろん、福祉関係者も含め、精神疾患のある人と関わる人が考えるきっかけになれば幸いです。そして、精神科医療の未来を一緒に考えてくれる仲間が一人でも増えればと願っています。

目次

第2章

社会が変われば、精神科医療も変わる
沖縄から見えてきた日本の精神科医療問題

第3章

病院を出て地域で暮らすのは患者にとって大きなチャレンジ——いつでもサポートを受けられる場所が求められている

第4章

相談支援、就労支援、施設運営……医療と福祉の連携で患者の自立を支える

第5章生きづらさを抱えるすべての人のために——

これからの精神科病院は、病気の治療にとどまらず地域との懸け橋となる

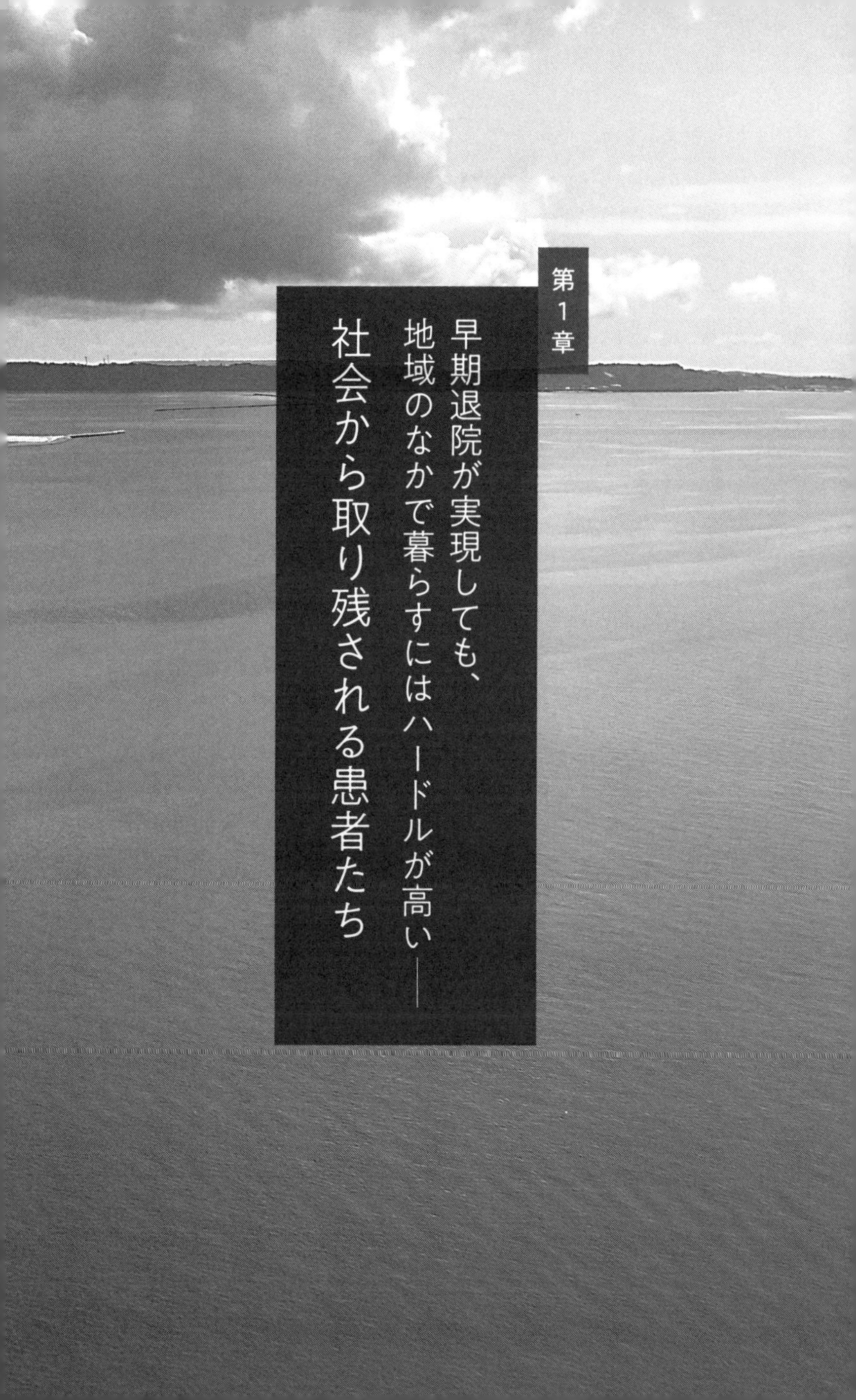

第1章

早期退院が実現しても、地域のなかで暮らすにはハードルが高い――

社会から取り残される患者たち

「特別な病気」から「身近な病気」へ

近年、日本の精神疾患患者数は増加傾向にあります。2024年度の厚生労働省「第4回 新たな地域医療構想等に関する検討会」によるとその数は614万人にのぼり、2011年の320万人と比較するとおよそ2倍の患者数となっています。

10年にも満たない間にこれほどまでに患者数が増加した背景には、精神医学の発展があります。以前は漠然とした「不調」や「気分の落ち込み」とし

精神疾患を有する総患者数の推移

精神疾患を有する総患者数は、約614.8万人（入院：約28.8万人、外来：約586.1万人）。

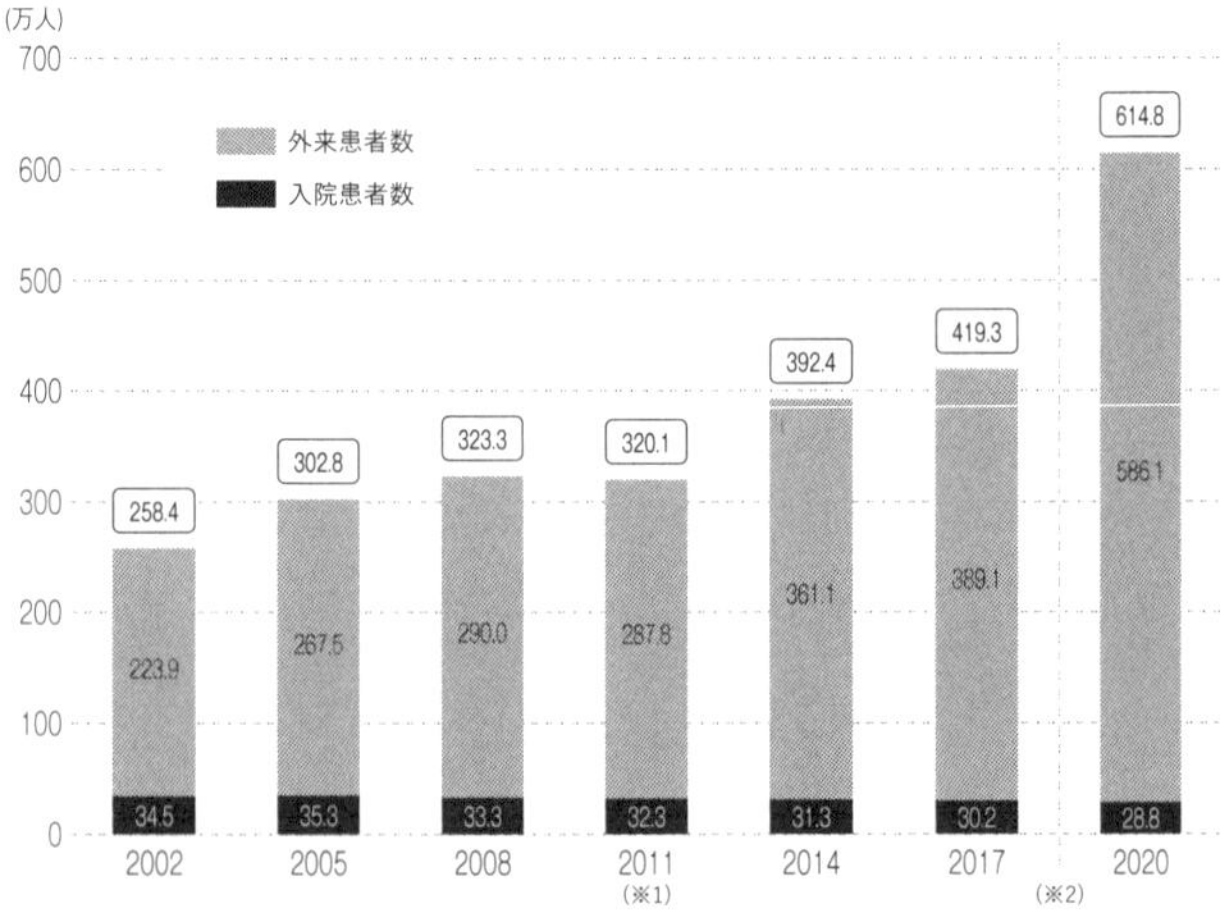

※1：2011年の調査では宮城県の一部と福島県を除いている。

※2：2020年から総患者数の推計方法を変更している。具体的には、外来患者数の推計に用いる平均診療間隔の算出において、前回診療日から調査日までの算定対象の上限を変更している(2017年までは31日以上を除外していたが、2020年からは99日以上を除外して算出)。

出典：厚生労働省「患者調査」より厚生労働省障害保健福祉部で作成

て片付けられていた症状に、鬱病や不安障がい、適応障がいなどの明確な病名がつけられるようになったことと、発達障がいという新しい疾病概念が加えられたことが主な誘因です。

またメディアやＳＮＳなどによって精神疾患に関する正しい知識が広まり、精神科を受診するハードルが下がったことも患者数増加の一因として挙げられます。さらに、働き方改革などの社会環境の変化により、企業も社員のメンタルケアに注力するようになり、精神科やカウンセリングへの抵抗感は徐々に軽減されてきました。

かつて、精神疾患といえば「一部の人の限られた病気」として特別視されてきましたが、現代社会では誰もが罹患し得る身近な病気となったのです。

精神疾患患者の入院期間は30年でほぼ半減

患者数の増加に伴い精神科医療の重要性も徐々に高まってきました。治療方針はさまざまで、入院して経過観察をすることもあれば、服薬しながら通院やカウンセリングを重ねるケースもあります。

かつてに比べ身近な病気になったとはいえ、精神科での治療というと、閉鎖病棟で長期

平均在院日数の推移

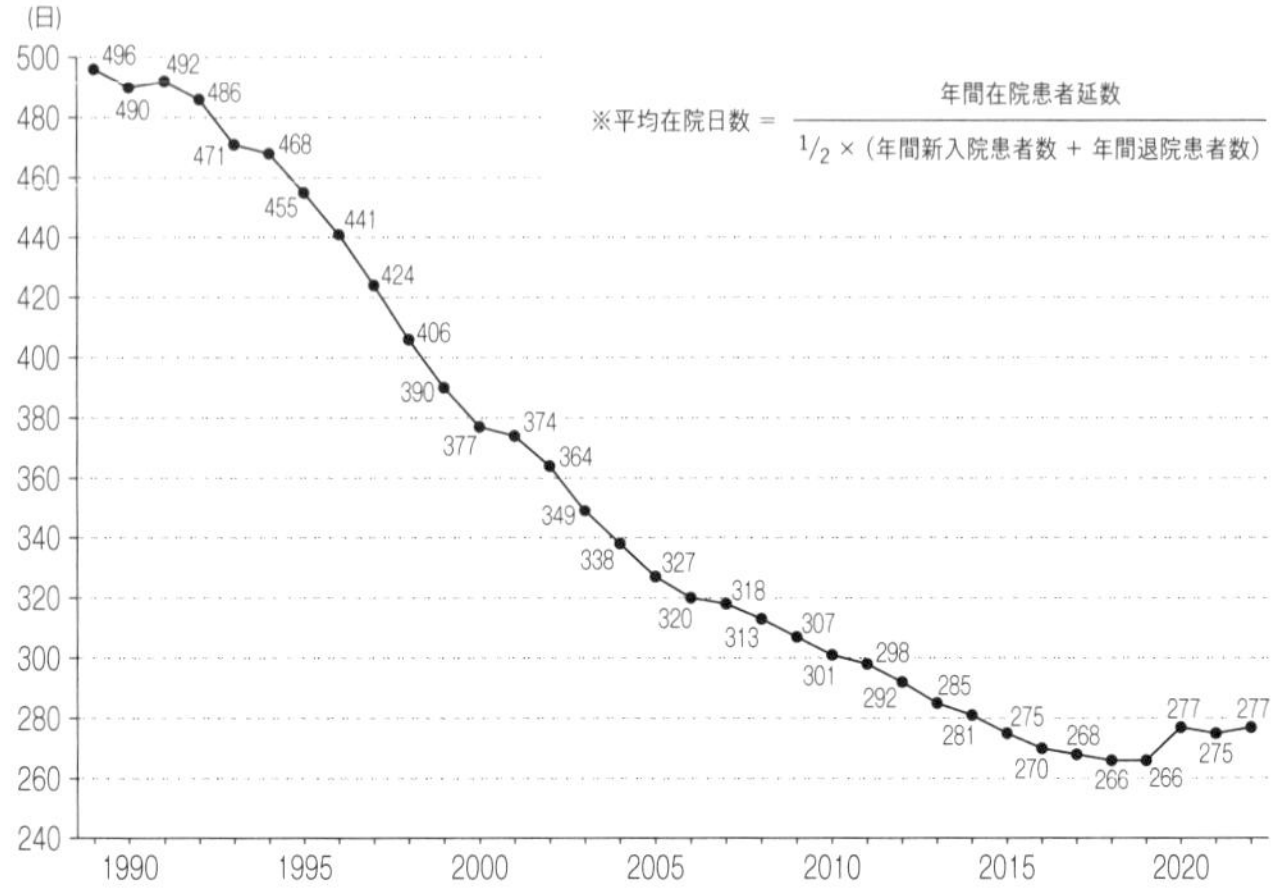

出典：厚生労働省「病院報告」

入院というイメージをもつ人が多いかもしれません。

実際に１９８０年代までの日本では、精神科病院への長期入院が常態化していました。入院治療が精神科医療のスタンダードであったことに加え、地域社会における受け皿の不足や社会的な偏見などによって、長期入院を余儀なくされていたのです。

例えば１９８０年代後半から１９９０年代初頭にかけて、日本の精神科病院における平均在院日数は４００日を超え、ピーク時には５００日近くに達しています。

しかし、１９９０年代半ばになると、精

神科病院の入院期間の長さに対し、国内で批判の声が上がり始めます。きっかけとなったのは、１９９５年から１９９６年にかけて厚生省（当時）が行った「精神保健医療福祉に関する調査研究」です。この調査を契機に、精神科病院の平均在院日数の長さが問題視され、メディアや学術界で議論が起こりました。そして、入院が長引くことで患者の社会適応能力の低下や再入院リスクの増加といった長期入院の弊害が徐々に認識されていきました。

さらに、国際社会から「長期にわたる入院は患者の自立を阻害し、地域社会への復帰を困難にしている」と指摘されたことでこの問題はますます注目を集めます。国際社会からの批判は、日本国内ですでに始まっていた精神科病院の入院期間見直しの動きを、加速させる一因となりました。厚生労働省の「病院報告」によると、１９８９年に約５００日だった平均在院日数は、２０１８年には約２６６日まで減少しています。

精神科病院の入院期間が短縮化した要因

精神科病院の入院期間が大幅に減少した背景には、複数の要因があります。まず、薬の進歩を挙げることができます。統合失調症に効果がある薬は、現在は第二世代抗精神病薬と呼ばれています。それ以前の薬に比べると、効果は同等以上でありながら副作用が少ないという利点があります。また、長時間作用型の注射剤も開発され、注射後2週間効果のあるものや、4週間後、12週間後まで効果があるものも開発されています。新しい薬剤や、剤型が開発され治療成績が向上したことが一因です。

次に、精神保健福祉に対する社会の認識の変化も、入院期間短縮の要因として挙げられます。精神疾患に対する世間の理解が深まり、偏見や差別が減少していくことは、患者が退院後、地域社会で安心して生活していくうえで重要です。

医療技術の進歩や社会の認識の変化に加え、法改正も精神科病院の入院期間短縮の一因となっています。例えば１９９５年の精神保健法改正では、精神障がい者の地域生活支援に向けた取り組みが強化されました。地域での支援ネットワークの構築や、退院後の生活を支援するプログラムの充実が進められ、精神障がい者が地域で自立した生活を送れるようになり、入院期間の短縮化が一層進んでいったのです。

精神保健法改正に続いて、２００４年に厚生労働省が発表した「精神保健医療福祉の改革ビジョン」も、入院期間の短縮化に貢献しました。このビジョンは「入院医療中心から地域生活中心へ」という理念を掲げ、退院促進や地域生活支援の強化を目的としています。

具体例を挙げると、地域生活支援センターの整備や、精神科デイケアの拡充などが進められ、退院後の生活を支える体制が強化されたことです。また政府や自治体が在宅医療や訪問看護を支援する政策を導入し、患者が自宅で治療を受けられる環境の整備につながりました。

厚生労働省が「入院から地域へ」という方針を打ち出したことを受けて、精神科病院も入院期間短縮の実現に向けて積極的に対応し始めます。例えば、社会的スキルや自己管理能力があり、障がい者雇用枠のある一般企業や、就労継続支援事業所などへの就労が可能だと判断した患者の退院を進めました。次に退院の対象となったのは、就労支援施設やグループホームを利用し、日常生活で支援を受ければ働くことができる患者たちです。

しかし、精神科病院の取り組みにもかかわらず、幻覚や妄想などの重い精神症状が見られる患者は地域での生活が困難と判断され、依然として入院が長期化するケースも存在しました。

さらに、2024年4月に施行された改正精神保健福祉法では、「医療保護入院の期間は最大6カ月以内」とする上限が設けられ、制度の不透明だった点が改善されることになりました。医療保護入院とは、精神疾患により判断能力を欠いている場合や、自分の意思を伝えることが困難な場合に、患者の代わりに家族などの同意を得て行われる入院のことです。２０２４年４月の改正精神保健福祉法により、精神科病院の入院期間短縮化がさらに進むことが期待されています。

早期退院後の課題と地域支援の重要性

精神科病院の入院期間の短縮化は、日本の精神科医療が長期入院を前提とした治療ではなく、早期の社会復帰を目指して社会と関わりつつ、精神の安定を図るという方向へシフトしたことを示しています。そのため、昔であれば長期入院になっていた患者も、早期退院が望めるようになりました。

入院期間が短くなれば、患者がより早く日常生活や職場に戻る可能性が高まり、社会復帰が促進されます。また、入院期間の短縮化は入院費用の削減につながり、患者とその家族の経済的負担を軽減できます。患者が短期で退院すれば病院の病床回転率が上がり、より多くの患者が適切な治療を受ける機会が増える可能性にもつながるのです。

社会復帰の機会拡大や経済的負担の軽減、多くの患者が治療を受けられる可能性が広がることなど多くのメリットがある一方で、入院期間の短縮化にはデメリットもあります。

もし入院期間が短すぎる場合、一部の患者は必要な治療やリハビリテーションを完了できず、回復に悪影響を及ぼすことも考えられます。また、患者や家族が退院後に社会や地域に適応することが難しく、ストレスや混乱が生じることもあります。さらに、退院したすべての患者が地域で順調に生活できるとは限りません。

例えば、統合失調症の場合、幻覚や妄想といった精神症状は薬物治療で治まっても、元の健康な状態には回復できないケースもあり得ます。患者の記憶力や判断力、注意力、集中力といった認知機能が低下し、新しいことを覚えるのが苦手になったり、疲れやすくなったり、気分が落ち込みやすくなったりして、社会生活のなかで困難を抱えることも少なくないのです。

また、入院生活に比べて地域での生活は健康や衛生、金銭の管理など、自己管理を求められることが多くなります。日常生活に必要な自己管理をうまくこなせないと不安が募り、症状が再発するリスクが高まってしまいます。私が治療をしていたある患者は、退院後、日常生活で感じるストレスから病状が悪化し、再入院を余儀なくされました。こうしたケースは少なくありません。

さらに、退院後の生活を支える就労支援施設や、グループホームなどの福祉施設の充実度には地域差が存在します。希望する地域で、希望するサービスを受けられる保証はありません。地域に福祉施設や福祉サービスがあっても、本人や周囲の人がその存在を知らなければ、支援につながらないことも多いのです。

たとえ福祉の支援につながったとしても、福祉施設の支援者に精神障がいに対する十分な理解がなければ、病気を悪化させかねません。精神障がいのある人は、その症状が環境や体調によって変動することが多く、昨日はできたことが今日はできないということが起こります。それを周囲が理解せずに、できないことを咎《とが》められると、精神症状はさらに不安定になります。

私は、これからの精神科医療には、ますます地域社会との連携を深めていくことが求められると考えています。

具体的には、患者を早期退院させるだけではなく、退院後の生きづらさに寄り添い、それぞれの患者が自分の人生を築けるように支えることが求められているのです。また、生きづらさを抱えるすべての人が、精神科医療の助けによって生きやすくなれるような医療を提供することが、重要な課題となっています。これらは、私たち精神科医療の専門家がこれから取り組むべき重要なテーマなのです。

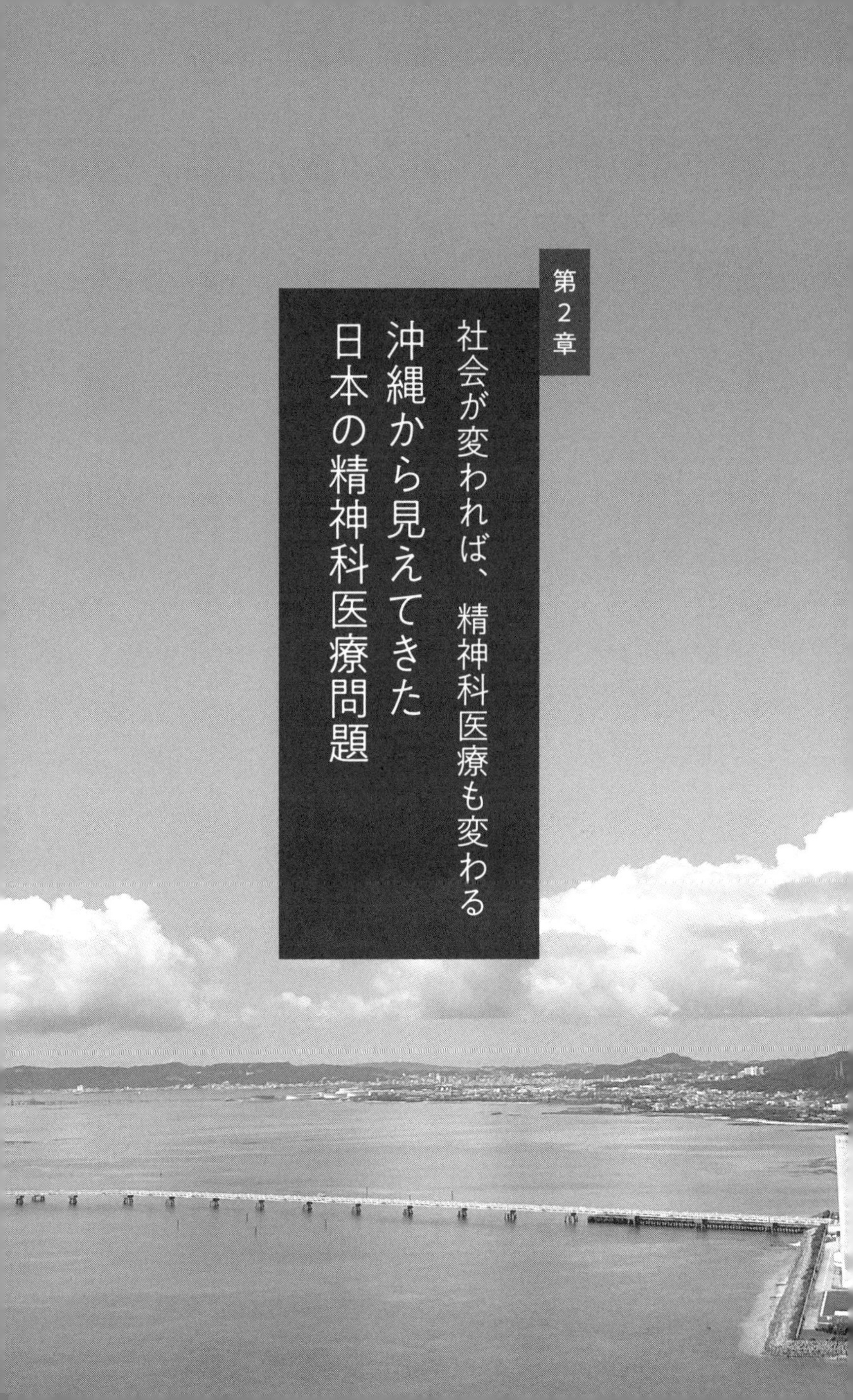

第2章

社会が変われば、精神科医療も変わる 沖縄から見えてきた日本の精神科医療問題

精神障がい者に関する初めての法律「精神病者監護法」

日本の精神障がい者に関する初めての法律は、1900年に制定された「精神病者監護法」です。この法律は地方長官（現在の都道府県知事）の許可を得て、監護義務者（主に家族）が私宅に精神障がい者を監置できるという内容でした。監護義務者は監護が必要な理由と、監護が妥当であるという医師の診断書を添えて、地方長官に提出する義務がありました。

私宅監置された精神障がい者は、自宅の一室や、敷地内に設けられた小屋に監禁されることがほとんどでした。排泄《はいせつ》は、部屋や小屋の中に置かれた樽や瓶に行っていたとみられます。私宅監置に関する資料には、精神障がい者が部屋の格子窓から顔を覗《のぞ》かせていたり、立ち上がれないほど天井が低い小屋でうずくまっていたりする、悲惨な写真が紹介されています。この法律は保護を謳《うた》いながら、実際は私宅に閉じ込めて、精神障がい者の人権を侵害しているのです。

この状況に一石を投じたのが、当時、東京帝国大学精神病学教室で教授を務めていた精神科医・呉《くれ》秀三氏です。呉は全国各地の私宅監置の状況を調査し、その結果を作家の樫《かし》田《だ》五郎氏とともに『精神病者私宅監置ノ實況及ビ其統計的觀察』という論文にまとめました。精神障がい者がいかに悲惨な状況におかれているのかを訴えたのです。

この論文で非常に有名なのが、次の一文です。

「我邦十何万ノ精神病者ハ、実ニ此病ヲ受ケタルノ、不幸ノ外ニ、此邦ニ生マレタルノ不幸ヲ重ヌルモノトイフベシ。」

呉と樫田は、十何万人の精神病患者は病気にかかった不幸と、日本に生まれた二重の不幸を背負っていると糾弾しています。この論文によって、一般の人々の間で「精神疾患も病気なのだから、病院で治療するべきだ」という意識が高まり、呉らが論文を発表した翌年、１９１９年に「精神病院法」が制定されました。

医療機関での保護・治療が目的の「精神病院法」

精神病院法は、精神病者監護法の問題点を改善するために制定された法律です。精神疾患をもつ人々を保護・治療するために、精神科病院を設置することを目的としています。しかし、精神科の医療水準の低さや国の財政状況などの要因が重なり、法律の目的が十分に達成されませんでした。

医療水準の低さとは、例えば精神病院法が制定された大正時代は、精神疾患に対する有効な治療法が確立されていませんでした。当時、精神疾患は「癲狂《てんきょう》」、精神病患者を収容する病院は「癲狂院」と呼ばれ、医療というよりも看護と介護が中心だったのです。「癲」も「狂」も「くるう」という意味をもつことから、当時の精神疾患に対する認識がうかがえます。さらに精神科医の不足も深刻でした。

また国の財政に余裕がなかったため、公立の精神科病院の設立が非常に遅れました。特に、私の病院のある沖縄県では１９４５年まで精神科の病院は存在せず、精神科医もいませんでした。

医療水準の低さと精神科病院の不足から、精神障がい者の私宅監置は解消されず、一部では続いていました。このような状況下で第二次世界大戦が勃発します。食料不足や物資不足は、精神科病院に収容されていた患者の生活をさらに困難にしました。多くの患者が悲惨な状況のなかで栄養失調に苦しみ、餓死したという記録が残っています。

警察の管理下から医療へ「精神衛生法」

戦後、アメリカから精神科医療の考え方が入ってきて、戦後の１９５０年に「精神衛生法」が制定されました。

精神衛生法は、精神疾患をもつ人々の権利の保護と生活の安定を図ることを目的とした法律です。精神疾患をもつ人々の入退院や社会復帰など、医療面に加え生活面についてもさまざまな規定を設けています。

例えば精神衛生法の第1条には、「この法律は、精神障害者の医療及び保護を行い、且つ、その発生の予防に努めることによって、国民の精神的健康の保持及び向上を図ることを目的とする。」とあります。精神病者監護法では精神障がい者は監護の対象でしたが、精神衛生法に変わったことで、精神障がい者は警察が保護する対象ではなく医療の対象へと移ったのです。

また、それまでの精神科病院は「病院」という名前ではあっても、実際は隔離・収容のための施設でした。病院に預けられないときには、家長が責任をもって私宅監置する習慣が長く続いていましたが、精神衛生法ができたことにより私宅監置は禁止されました。

家庭内に閉じ込めていた精神障がい者を入院させるには、当然、その受け入れ先となる病院が必要です。精神衛生法では「都道府県は、精神病院を設置しなければならない」と各都道府県に公立の精神科病院の設置義務を課しましたが、財源不足などの理由で整備はなかなか進みませんでした。

一方で、この頃、精神科医療においては大きな変化がありました。クロルプロマジンという薬の登場です。外科医が精神障がい者の手術時、麻酔補助薬としてクロルプロマジンを使ったところ、その患者の精神症状が改善されたことから利用されるようになりました。

クロルプロマジンは、統合失調症や躁病の錯乱・幻覚といった精神症状によく効くことが分かり、1952年から精神疾患の治療薬として使用されるようになりました。日本でも１９５５年に承認されています。

この薬が登場したことで、ようやく統合失調症をはじめとした精神疾患の治療の手がかりをつかめたといえます。精神医学の歴史において、非常に大きな転換点でした。

沖縄だけ戦後も私宅監置が続いた理由

精神衛生法により精神障がい者は医療の対象となり、私宅監置も禁止されましたが、私の病院のある沖縄では少し事情が異なります。沖縄では精神衛生法が制定された１９５０年以降も、実は私宅監置が続いていました。なぜなら、当時の沖縄はアメリカの施政権下にあり精神衛生法は施行されなかったからです。その結果、以前の精神病者監護法が廃止されることなく残り、私宅監置も公然と続いていたのです。

沖縄で琉球版の精神衛生法が制定されたのは１９６０年と、本土に10年遅れてのことでした。その内容も少し異なっていて、沖縄における精神衛生法では私宅監置は明確に禁止されず、精神科病院に入院させることのできない、やむを得ない事情がある場合には従前のとおりに可能とされたのです。

沖縄の精神科医療の歴史をまとめた記念誌『沖縄における精神保健福祉のあゆみ』（財団法人沖縄県精神保健福祉協会発行）によると、1960年当時、沖縄には公立精神科病院が1つと、4つの私立精神科医療施設があるのみで、精神病床は合計で229床しかありませんでした。

また、当時の沖縄ではまだ国民皆保険もなかったので、入院すると全額自己負担になりました。1年入院すると家1軒分の出費になるなどといわれたほどでしたから、経済的な面でも入院できない患者が少なくありませんでした。

預け先も十分でなければ、経済的に苦しい家庭も多く、それをカバーするだけの十分な予算も県にはなかったため、私宅監置が容認されたままとなったのです。結局、沖縄では本土復帰を果たす1972年まで私宅監置が続きました。この事実は『夜明け前のうた消された沖縄の障害者』というドキュメンタリー映画にもなっています。

「精神障がい者は入院へ」の逆行を後押しした ライシャワー事件

沖縄を含む日本全国で精神科病院の整備は遅々として進んでいませんでしたが、その状況が一変し、精神科病院が急速に増えるきっかけとなったのが、１９６４年に起きたライシャワー事件でした。駐日アメリカ特命全権大使を務めていたエドウィン・Ｏ・ライシャワー氏が日本人の青年に太腿《ふともも》を刺されて負傷した事件です。

幸いにも傷自体は命に関わるものではありませんでした。しかしこのときに受けた輸血が原因でウイルス性肝炎にかかり、長い闘病生活を余儀なくされ、最終的には肝炎が悪化して亡くなりました。余談ですが、輸血された血液は売血由来のものであったため、この事件を機に、輸血用血液を献血で確保する体制を整えることが決まりました。

そうした変化をもたらした事件でもあったのですが、さらに、このときの犯人の青年には精神科の通院歴があり、精神鑑定の結果、重い精神分裂病（統合失調症）と診断されたことで、精神障がい者に対する世論は大きく変わることになったのです。

ライシャワー氏は東京で生まれ育ち、一度アメリカに渡ったものの、再び日本に帰国して東大や京大で日本の歴史を学び、日本人の女性と結婚しています。日本びいきとして知られ、日本国民に人気のあったライシャワー氏が刺されたのです。

事件が起きたのは、半年後に東京オリンピックの開幕を控えたタイミングでした。東京オリンピックは、第二次世界大戦で負けた日本が「もう日本は大丈夫ですよ、安心して遊びに来てください」と世界中にアピールし、負の印象を払拭できる好機です。そんな時期に起きたライシャワー事件は、社会に大きなインパクトを与えるものでした。

ライシャワー事件の犯人が統合失調症であることが分かると、精神障がい者に対する風当たりが一気に強まりました。危ない患者を野放しにしてはいけないという考えが世の中の総意になっていったのです。

例えば、事件翌日の3月25日の朝日新聞のコラム「天声人語」には、次のようなコメントが掲載されました。

「春先になると、精神病者や変質者の犯罪が急にふえる。毎年のことだがこれが恐ろしい。危険人物を野放しにしておかないように、国家もその周囲の人ももっと気を配らねばならない。」

ほかのマスコミ報道も同様で、精神障がい者を取り締まって収容する施設をつくらなければいけないという気運が高まり、全国に精神科病院が次々と設立されていきました。

１９５５年には全国で約４万床だった精神病床は、ライシャワー事件の翌年の１９６５年には約17万床にまで増えました。法律をつくるだけではなかなか進まなかった精神科病院の整備が一気に進んだ原動力は、民意でした。

ライシャワー事件がきっかけで精神科病院がつくられていったため、病院というよりも収容施設の意味合いが強く、医師は一般病床の３分の1、看護師は３分の２でいいという精神科特例が適用されていきました。そして、これを機に精神科の入院患者が一気に増えていきました。「精神障がい者は病院から出すな」という時代に突入していったのです。

もしライシャワー事件が起こらず、精神科病院の整備も進まないままだったなら、地域で見守ろうという文化が育ったかもしれません。しかし、ライシャワー事件に端を発して精神障がい者を野放しにしてはいけないとの世論が巻き起こったことで、一気に収容へと傾くことになったのです。

開院当初、治安のためには
オーバーベッドも当たり前だった

私の父が、当時はコザ市と呼ばれていた沖縄市に精神科病院を建てたのは1970年、日本復帰の2年前で、まだアメリカ施政権下の頃でした。1970年はアメリカ兵が起こした交通事故をきっかけに、住民が日頃の不満を爆発させて米軍関係者の車を次々と焼き払った「コザ暴動」が起きた年です。当時のカルテを見るとヘロイン中毒などの病名があり、街が荒れていたことがうかがえます。

開院前の1966年に、当時の琉球政府が県全域を対象に精神衛生実態調査を行ったところ、3年前に本土で行われた調査に比べて沖縄の精神障がいの有病率は約2倍という結果でした。しかし当時、沖縄県内の精神病床数は915床しかなく、第二次世界大戦から続く貧困や混乱のなか、行き場のない精神障がい者が街にあふれていました。

精神科の入院ベッドが明らかに足りておらず、増える見込みもなかったため、父は自分で動くしかないと考えました。まずは1967年にコザ市でクリニックを開き、当時勤務していた琉球精神病院（現在の国立病院機構琉球病院）の診療を終えた夕方から外来診療を始めました。診療時間は2、3時間だったにもかかわらず、毎日20～30人の患者が来ていたと聞いています。

そして、琉球精神病院のある金武町《きんちょう》と、少しずつ民間病院ができ始めていた那覇市の中央に位置するコザ市に、27人の職員とともに109床の精神科病院を建てました。沖縄県内では民間で5番目、中部地区では最初の精神科病院でした。

当時の沖縄ではまだ私宅監置された精神障がい者が地域に点在していました。そのため、父はコザ保健所と連携をとりながら私宅監置されている患者のもとを訪れ、診療を行い、必要であれば自院で受け入れるということも積極的に行っていました。

1970年には県内の精神病床は1642床に増えていましたが、それでもまだまだ足りない状態でした。開院後3カ月足らずで109床のベッドは満床となり、すぐさま増築許可を受けて翌年には223床に増床しています。「頼まれたら断らないように」と職員にも伝え、困っている精神疾患患者がいれば受け入れ、父自身も毎日のように当直を行っていました。

この頃は常に満床状態だったため、４人部屋で６人の患者を受け入れたり、畳の部屋であれば通常は６人分の布団を敷いているところを8～10人分敷いたりして、定員を超える患者を受け入れていました。

今であれば定員を超えて患者を入院させるオーバーベッドが常態化すれば問題になりますが、当時は、治安のためにも患者のためにも許容されていたのです。１９７０年代といえばライシャワー事件から10年も経っていない時期で、まだ精神障がい者に対する風当たりが強く、街を歩いていると差別の目を向けられ、石を投げつけられることもありました。病院の中で過ごすほうが安全だったのです。そのため、行き場のない精神障がい者を保護することが当時の精神科病院の役割でした。

収容から社会復帰へ流れを変えた、病院の不祥事

１９７０年代は全国的に精神病床が増えていった時代でした。しかし父は開院翌年に増床した以降はあえてベッドを増やしませんでした。１９７１年に大学時代の指導教官らとヨーロッパの精神科事情を視察するためにイギリスとフランスを訪問し、そこで障がい者

を隔離するのではなく健常者とともに助け合いながら暮らす社会を目指すノーマライゼーションの思想を目の当たりにしたのです。

例えば、パリでは、小さな保健所のような施設があちこちにあり、症状が悪化した患者がいれば、１、２週間受け入れて症状が落ちついたら自宅に帰すことで長期入院にはならなくなっていたそうです。長期入院ではなく、極力在宅で対処する精神科医療を目の当たりにし、これが世界的な潮流になるだろうと考えた父は、帰国すると、計画していた増床を取りやめました。

日本全体で、障がい者を収容するという精神科医療を見直す気運が高まったのは、１９８４年に起きた事件がきっかけでした。

栃木県宇都宮市にある精神科の宇都宮病院で、看護職員らの暴力によって入院患者が亡くなる事件が起きたのです。それだけで十分にセンセーショナルですが、そのほかにも宇都宮病院では、入院患者への日常的な虐待や無資格者による診療行為、作業療法と称して院長一族が経営する企業で患者を違法に働かせていたことなど、問題が次々と発覚していきました。この事件は国連の人権委員会も問題視し、日本の精神科医療の実態を調査するために海外から調査団が訪れるなど、日本は国際的な批判を浴びることになりました。

この宇都宮病院事件が明るみに出たことで、「精神科病院では患者を閉じ込めるだけではなく、そんな恐ろしいことを行っていたのか?」と、精神障がい者の人権に国民の関心が向けられるようになりました。

これらの一連の出来事が精神衛生法の改正につながり、1987年に「精神保健法」が成立します。精神保健法では、精神障がい者の人権を守ることと、精神障がい者の社会復帰を促すことが加わりました。主な変更点としては、本人の同意に基づいて入院する任意入院が制度化されたこと、入院時に書面で権利などについて告知する制度が設けられたこと、入院の必要性や処遇の妥当性を判断する精神医療審査会制度が都道府県に設けられたこと、精神障がい者の社会復帰施設に関する規定が設けられたことなどが挙げられます。

ライシャワー事件をきっかけに「精神障がい者は危ないから閉じ込めておけ」という風潮に一気に傾いた日本の精神科医療に待ったをかけ、「社会復帰を目指しましょう」という方向に舵《かじ》を切ることになった発端が宇都宮病院事件であり、その後の精神保健法の成立でした。

「精神保健福祉法」で医療と福祉の両輪に

精神障がい者も社会参加していこうという風潮が本格化してきたのは、１９９３年に心身障害者対策基本法が改正されて「障害者基本法」が成立した頃からです。精神障がい者も障がい者として初めて法的に位置づけられ、身体障がいと知的障がいと並んで三障害と呼ばれるようになりました。そして、先に社会参加が進んでいた身体障がい者や知的障がい者の流れに乗る形で、精神障がい者の社会参加も謳われるようになりました。

障害者基本法の成立を受けて、１９９５年に精神保健法が改正されてできたのが「精神保健及び精神障害者福祉に関する法律（精神保健福祉法）」です。精神保健法は精神障がい者の医療について定めた法律でしたが、障害者基本法によって精神障がい者に対する福祉が法的に明確化されたことから、精神保健福祉法では医療に加えて福祉が入ってきました。

精神障がい者を医療だけで支えることも、福祉だけで支えることもできません。医療と福祉が両輪となって支えることが不可欠であり、その考えが法律上も明らかになったのです。この精神保健福祉法は、改正を繰り返しながら現在も続いています。

それぞれの法律の第1条には目的が明記されていますが、精神衛生法のときには精神障がい者の医療と保護だったのが、精神保健法では社会復帰の促進が加わり、さらに精神保健福祉法では自立と社会経済活動への参加の促進も加わりました。こうした変遷を見ると、精神障がい者に対する施策が段階的に進んできたことが分かります。

精神分裂病が統合失調症に変更された意味

私が医師として働き始めた1989年に、元号が昭和から平成に変わりました。昭和の時代には、精神疾患といえば統合失調症というイメージをもつ人が多く、偏見や差別が色濃く残っていました。「人間の基本的な恐怖は死の恐怖と発狂の恐怖」などといわれていたことを今でも覚えています。そのため、家族の誰かが統合失調症を発症すると、隠すべき恥と考えて家庭内で隔離をしたり、家族が患者を自宅に戻すことを拒否して長期入院になったりしていたのです。

昭和から平成に移っていくなかで、精神障がい者を取り巻く環境や制度にもう一つ、大きな変化がありました。精神分裂病という病名が統合失調症に改められたことです。

精神分裂病という名称は戦前からずっと使われていましたが、「精神が分裂する病気」では人格を否定するようで家族から本人に伝えにくく、名前を変えてほしいという要望が家族会から上がっていたのです。そこで、２００２年８月に、日本精神神経学会が精神分裂病から統合失調症に病名を変更することを決めました。この病名の変更も、統合失調症という病気や精神障がい者に対するイメージの変化に役立っています。

同じ頃、「鬱は心の風邪《かぜ》」というキャッチコピーもよく耳にするようになりました。ＳＳＲＩ（選択的セロトニン再取り込み阻害薬）という新しいタイプの抗鬱薬の登場に伴い、鬱病は風邪と同じように誰もがかかる病気なので、鬱の兆候が見られたら医療機関を受診しましょう、とのキャンペーンが張られたのです。

個人的には「心の風邪」という表現が良いとは考えていません。しかし、心の病気である鬱病は、風邪のように誰もがかかる可能性のある身近なものだという考えが広がり、精神疾患に対する偏見が薄れたことは一定の意味があったと評価しています。

患者と犯罪者を分けた「医療観察法」

2003年には「心神喪失等の状態で重大な他害行為を行った者の医療及び観察等に関する法律（医療観察法）」という法律が新たにできました。それ以前は、殺人や放火、強盗、不同意性交、不同意わいせつ、傷害といった重大な犯罪事件を起こしても、精神障がいを理由に責任能力がないと判断されると罪に問われず、刑罰も科されないまま、ただ措置入院の手続きがとられていました。

こうした状況に対し、精神障がいがあるからといって、重大な犯罪を行ったにもかかわらずなんの責任も問われないのはおかしいのではないか、との世論がありました。また、無罪となった人が措置入院で精神科病院に長期入院していたことから、「精神科病院には犯罪者も入院しているのか」と、精神科病院に対する偏見にもつながっていました。

そこで、重大な犯罪を行ったものの精神障がいなどのために刑事責任を問えない人に対して、司法が強制的に入院医療や通院医療を受けさせ、その人の社会復帰を促す仕組みである医療観察法が設けられました。裁判所が医療処遇を決定すると、その対象者は（国立や都道府県立など）公的精神科病院のなかで、特別に指定を受けた医療機関に設置された医療観察法専門病棟で入院医療を受けることになります。つまり、一般の精神科病棟と分けたのです。重大な犯罪を行った重い精神障がい者は専門の病棟に入院していて、一般の精神科病院、精神科病棟にはいないという環境を国がつくりました。

この医療観察法ができたのが、厚生労働省が７万２０００人の入院患者を退院させるという目標を掲げた「精神保健医療福祉の改革ビジョン」を発表する前年のことです。

精神科病院に入院している人のなかには人を殺した人もいるとなると、そんな怖いところにずっと入院していた人を受け入れることはできない、と地域の人たちが躊躇《ちゅうちょ》してしまう気持ちは理解できます。しかし、それでは退院は進みません。

医療観察法ができて、重大な犯罪を行った精神障がい者の入院場所を分けたことは、「入院医療中心から地域生活中心へ」という流れを促すうえで意味があったのだと考えています。

ちなみに、医療観察法が成立する2年前の２００１年に起こったのが、池田小学校事件でした。小学校に出刃包丁を持った男が侵入し、児童や教員23人が刺され、うち８人の児童が亡くなった痛ましい事件です。犯人は池田小学校事件を起こす２年前にも薬物混入事件を起こしています。そのときには心神喪失と判断されて不起訴になり、措置入院で強制的に入院させられたものの、約1カ月で退院していました。こうした経緯も明らかになり、国民の間で、重大事件を起こした精神障がい者への対応を疑問視する声が広がったことが、医療観察法の成立につながったといえます。

「就労移行支援事業」と「就労継続支援事業（A型、B型）」の創設

2005年には、身体障がい、知的障がい、精神障がいという障がいの種類にかかわらず福祉サービスを一元的に提供することを決めた「障害者自立支援法」が成立しました。この法律で改革の狙いの一つに掲げられたのが、障がい者がもっと働ける社会にすることです。その一環として新たに創設されたのが、「就労移行支援事業」と「就労継続支援事業（A型、B型）」でした。

就労移行支援事業は、企業や公共機関などと雇用契約を結んで働く一般就労を目指す障がい者に対して、作業訓練や職場実習、就職後の職場定着支援などを2年という限られた

期間で行う福祉サービスです。一方、就労継続支援事業は、一般就労は難しい障がい者に就労の機会などを提供する福祉サービスです。

私が理事長を務める医療法人でも「あらた舎《や》」という就労支援施設をつくり、就労移行支援事業と就労継続支援事業Ｂ型を行っています。ただ、始めた当初は保護者から怒られることもありました。

精神障がい者の社会参加が謳われるようになってずいぶん経っていたとはいえ、障がい者が働くという考えがまだ浸透していなかったので、「障がい者も働かせるんですか？」と患者の親に怒られたことがありました。障がいがあっても社会参加する時代であることを職員が伝えると、「うちの子にそんなことはできません！」と押し問答になることもありました。

今でこそ、福祉的就労という考えが広がり、精神障がいがあっても支援を受けながら働くことが当たり前になってきましたが、制度ができた当初は本人も保護者も働くことができるとは考えていなかったのです。精神障がい者本人、保護者、そして私たち医療者も含め、精神科医療に関わる当事者の意識も、制度の変更とともに少しずつ変わっていきました。

精神障がい者だけ〝保護者必須〟はおかしい

精神疾患の場合、本人には病気の自覚がないなど、治療の必要性があっても自分では正しい判断ができないことがあるため、長らく、精神障がい者には保護者が必要とされていました。法律上で保護者の義務が規定されていたのです。

保護義務者という制度が創設されたのは、１９５０年の精神衛生法でした。「精神障害者については、その後見人、配偶者、親権を行う者及び扶養義務者が保護義務者となる」という規定があり、保護義務者には治療を受けさせること、自傷他傷のないよう監督すること、財産上の利益を守ること、正しく診断や治療が行われるように医師に協力すること、医療保護入院に同意できること、措置入院後に退院した患者を引き取ること――といった義務が課せられました。

その後、精神保健法の頃に保護義務者から保護者に名前こそ変わりましたが、精神障がい者には保護者が必要で、保護者にはさまざまな責務があるという状況は、精神保健法から精神保健福祉法に変わってもそのまま引き継がれました。

なお、精神保健福祉法で規定されていたのは次のような役割でした。

①任意入院者および通院患者を除く精神障がい者に治療を受けさせること
②任意入院者および通院患者を除く精神障がい者の財産上の利益を保護すること
③精神障がい者の診断が正しく行われるよう医師に協力すること
④任意入院者および通院患者を除く精神障がい者に医療を受けさせるに当たって医師の指示に従うこと
⑤回復した措置入院者等を引き取ること
⑥医療保護入院の同意をすることができること
⑦退院請求等の請求をすることができること
⑧⑤による引き取りを行うに際して、精神病院の管理者または当該病院と関連する精神障害者社会復帰施設の長に相談し、および必要な援助を求めること

精神障がい者１人につき１人の保護者を決めることになっていたため、１人の保護者がこれだけの責務を抱えなければならなかったのです。非常に負担が大きく、家族である保

護者がすべての責務を果たすことは現実的に難しくなってきていました。

両親のどちらかが保護者となることが多かったのですが、戦後の日本は国民全体が若かったため患者本人も親も若く、親もまだ元気でした。しかし、高齢化が進むにつれて、保護者である親が70代や80代になっているケースが増えてきました。80代の親に対して、50代の精神障がい者の保護者として生活全般の面倒をみさせるのは、あまりにも負担が大きく、無理があります。そのため、家族が保護者の責務を担う制度を廃止してほしいという意見が、精神障がい者の家族から出るようになりました。

成人しても保護者がいなければいけないのは、精神障がい者だけでした。親が子どもの利益のために親権を行使するのは子どもが成人するまでで、それは知的障がい者も身体障がい者も同じです。成人すれば法的な義務を負った保護者はいません。知的障がいなどで自己決定が難しいために成年後見人をつけるといったことはありますが、一律で保護者が必要というわけではありません。精神障がい者だけが成人しても保護者が必要とされていました。

こうしたことから、２０１３年の精神保健福祉法の改正で保護者制度が廃止されました。

しかし、そうすると医療保護入院の際に誰が同意するのかという問題が出てきます。そこで、「家族等」という新しい概念が取り入れられました。

家族等とは、精神障がい者の配偶者、親権者、扶養義務者、後見人または保佐人と規定されています。具体的には、配偶者、直系血族と兄弟姉妹、３親等内の親族において家庭裁判所で扶養義務者として選任審判を受けた者、後見人や保佐人が含まれます。

保護者制度では誰が保護者となって責任をもつのか家庭裁判所で一人だけ決める必要がありましたが、保護者制度が廃止されて、裁判所で決める必要もなくなりました。保護者のように生活全般に責任をもつ必要もなくなり、医療保護入院の際の同意だけ「家族等」にお願いする仕組みに変わったのです。そして、家族等に含まれる人のうち、誰でもいいので誰かが同意すればいいという仕組みになりました。

変化の積み重ねで今の精神科医療へ

保護者制度が廃止されて「家族等」という考えが導入されるあたりから、私は厚生労働省の精神保健医療体制に関する検討会に時々参加し始め、厚生労働省の担当者から説明を受けましたが、当初から問題点が指摘されていました。患者と生活をともにして、普段の様子を知っている人であれば、医療保護入院の際に同意することができます。しかし、3親等内の親族といっても普段の様子を知らなければ同意していいのか、判断は難しいものです。私たち医療者も困ります。

そこで、2022年の精神保健福祉法の改正により、一部が見直されました。まず、DVや虐待の加害者が家族等から除外されました。また、家族であっても長期間会っておらず、入院への同意を求められても判断がつかない場合や、家族等の誰も意思表示を行わない場合には、市町村長が同意の可否を判断することになりました。DVや虐待の加害者が唯一の家族である場合、家族等が一人もいない場合も、市町村長による同意になります。

市町村長による同意の場合は、精神科病院は患者の氏名、生年月日、住所などの基本情報とともに、医療保護入院が必要となる根拠として病状や家族構成などを伝え、同意の依頼を行います。依頼を受けた市町村の担当者は、事実確認を行い、同意の手続きを進めます。同意後は市町村の担当者が入院後の患者に面会し、状態を確認するとともに市町村長が同意者であること、市町村担当者の連絡先や連絡方法を患者本人に伝えることとなっています。

市町村長による同意の場合、本来は保健所の保健師などが本人のもとを訪ねてその人の生活の様子や具合の悪さをしっかり把握したうえで、病院に連れて来てくれるのがいちばん理想的です。しかしながら現状ではまだ難しく、そのような仕組みに変わるまでには時間がかかる見込みです。

また２０２２年の法改正では、医療保護入院の期間は医療保護入院開始から６カ月が過ぎるまでは３カ月以内、６カ月を超えて入院が続くときの入院期間は６カ月以内と区切られました。以前は、入院時に一度、家族等に同意をとれば特に期限なく入院を続けることができました。ところが、それが長期入院を生んでいるという指摘があり、今回の法改正で医療保護入院の期間は最長で６カ月という有効期限が設けられたのです。精神保健指定医の診察の結果、６カ月を超えて医療保護入院が必要と判断した場合には、再び家族などに連絡して同意を取り直さなければなりません。

患者の権利を守る、本人の希望に合った適切な医療を提供するための見直しであり、長期入院はさらに減っていく見込みです。

このように、精神科医療は時代の流れとともに変わってきました。私が父の後を継ぎ、病院長という立場になった2000年頃は、精神保健法が10年足らずで精神保健福祉法へと名称も変わるなど、精神保健体制が短期間で大きな変化を求められた時代でした。社会で大きな事件が起きると、世の中の人の意識が変わり、世論の後押しを受けて制度が変わり、精神科医療も変わっていきます。その積み重ねで今があります。

昭和の時代までは社会で問題が起こらないように精神障がい者を病院で保護するという考え方でした。しかし、平成に入る頃から精神障がい者も社会復帰、社会参加することが大事だという考え方に変わっていき、そのための仕組みが少しずつ整ってきました。その変化に対応する形で精神科病院も変化していったのです。

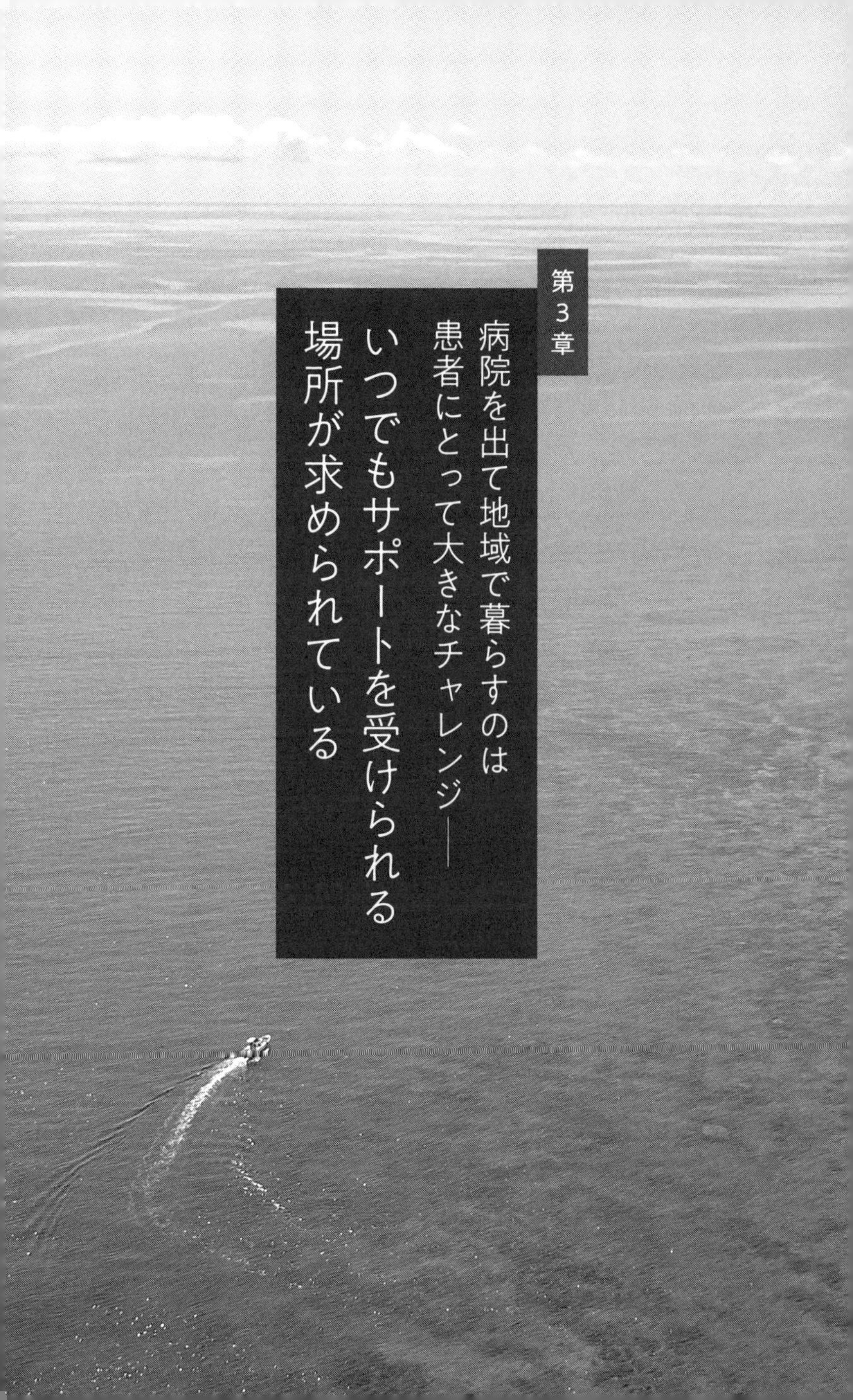

第3章

病院を出て地域で暮らすのは患者にとって大きなチャレンジ——いつでもサポートを受けられる場所が求められている

精神障がいの重症度は一定ではなく、医療のバックアップが欠かせない

身体障がい者や知的障がい者の社会参加が進むに伴い、精神障がい者の社会参加も進んでいきましたが、精神障がいにはほかの2つの障がいとは異なる特徴があります。それは、障がいが常に一定ではないことです。

身体障がいであれば、例えば右足のない人に突然右足が生えてくることはありません。ない右足の代わりに松葉杖や車椅子を使う、義足をつける、周りの人の手を借りるなどしてできない機能をカバーすることで生活することができます。身体障がいの場合はできないことが固定されているため、本人にとっても支援者にとってもどんなサポートが必要か分かりやすいのです。それは、知的障がいも同じです。生まれもった知能レベルは基本的には変わりません。そのため、身体障がい者や知的障がい者の伴走者は、福祉がメインになります。家族や友人の伴走があれば十分という場合も少なくありません。

ところが精神障がいの場合は、周りの環境や本人の体調などによって、症状が大きく変

わります。病状が安定しているときには難なくできることが、不安定になるとまったくできなくなります。例えば、薬物療法によって幻覚や妄想が消えたように見えても、新しい環境に身をおくと不安が募り、幻覚・妄想がぶり返すこともあります。そして、幻覚や妄想に支配され、社会生活を営むことが困難になってしまうこともあり得ます。

精神障がい者は、普段は安定していても何かのきっかけに急に悪くなることがあるため、そのときに支える医療がなければ、精神障がいをもつ人は安心して地域で暮らすことはできません。地域の人たちも安心して見守ることはできません。そのため、何かあったときにはいつでも診るという精神科医療のバックアップが大切です。

２００４年に、厚生労働省が「精神保健医療福祉の改革ビジョン」を発表し、「10年間で７万２０００床の精神病床を削減する」という目標が打ち出されたとき、精神科病院業界ではかなりの反発が起きました。７万２０００人分のベッドを減らすということは、病院にとっては「病院を小さくしなさい」「病院を潰しなさい」と言われているに等しく死活問題だったからです。

しかし私は患者の早期退院を進め、精神科救急医療にも力を入れることこそ患者に必要だという信念をもっていました。そのため、２００５年には沖縄県で初めて精神科救急急性期医療入院料病棟（いわゆる「スーパー救急病棟」）の認可を取得しました。スーパー救急病棟の認可をとるにはいくつかの条件があります。なかでも精神科医療関係者の間で共通してハードルとなっていたのが「新規入院患者の６割以上が３カ月以内に在宅へ移行する」という条件でした。つまり、６割以上の人を３カ月以内に自宅などに退院させなければいけないということです。ただし、退院後にほかの病院や病棟に転院・転棟した場合は除外されます。

よほど軽症の人ならともかく、６割の新規入院患者を３カ月で退院させるのは無理だろうというのが、当時の精神科医の一般的な反応でした。しかし、私は、ほかの病院に先駆けてこの基準をクリアし、スーパー救急病棟の認可を取得することを選び、さらにその過程で長期入院患者の退院にも積極的に取り組んでいきました。

そう決断した理由の一つは、私が院長になる2年前から、私の病院では県の精神科救急医療システムに参加し、精神科の急性期医療に力を入れていたからです。休日や夜間も含めた24時間３６５日体制での患者の受け入れ、自傷・他害の恐れのある人を行政命令で強制入院させる措置入院の受け入れもすでに行っていました。２００１年にはまず精神科急性期治療病棟の認可をとり、２００２年の診療報酬改定で精神科救急入院料が新たに設けられたので取得を目指したのです。

退院促進に前向きに取り組もうと考えたもう一つの理由は、シンプルに、一医療人としてそのほうがやりがいがあると感じたからです。病院の中でなんの希望ももてないまま毎日を過ごし、結婚や就職などさまざまなことをあきらめて亡くなる人生に20年、30年と付き合うのは、医療者としてもつらいものです。患者の健康を回復することが医療の基本なのだから、少しでも何かを改善できるように、その人の人生がより豊かになるように医療者として手伝っていきたいと考えました。

退院するには病院以外の居場所が必要

精神科治療の目的は単に症状を緩和することだけではなく、患者が社会に復帰し、自立した生活を送ることにあります。しかし、退院後に適切な居場所やサポートがなければ、患者が再び症状を悪化させて再入院するリスクが高まります。そのため、地域での生活に

精神科救急入院料病棟認可施設数の推移

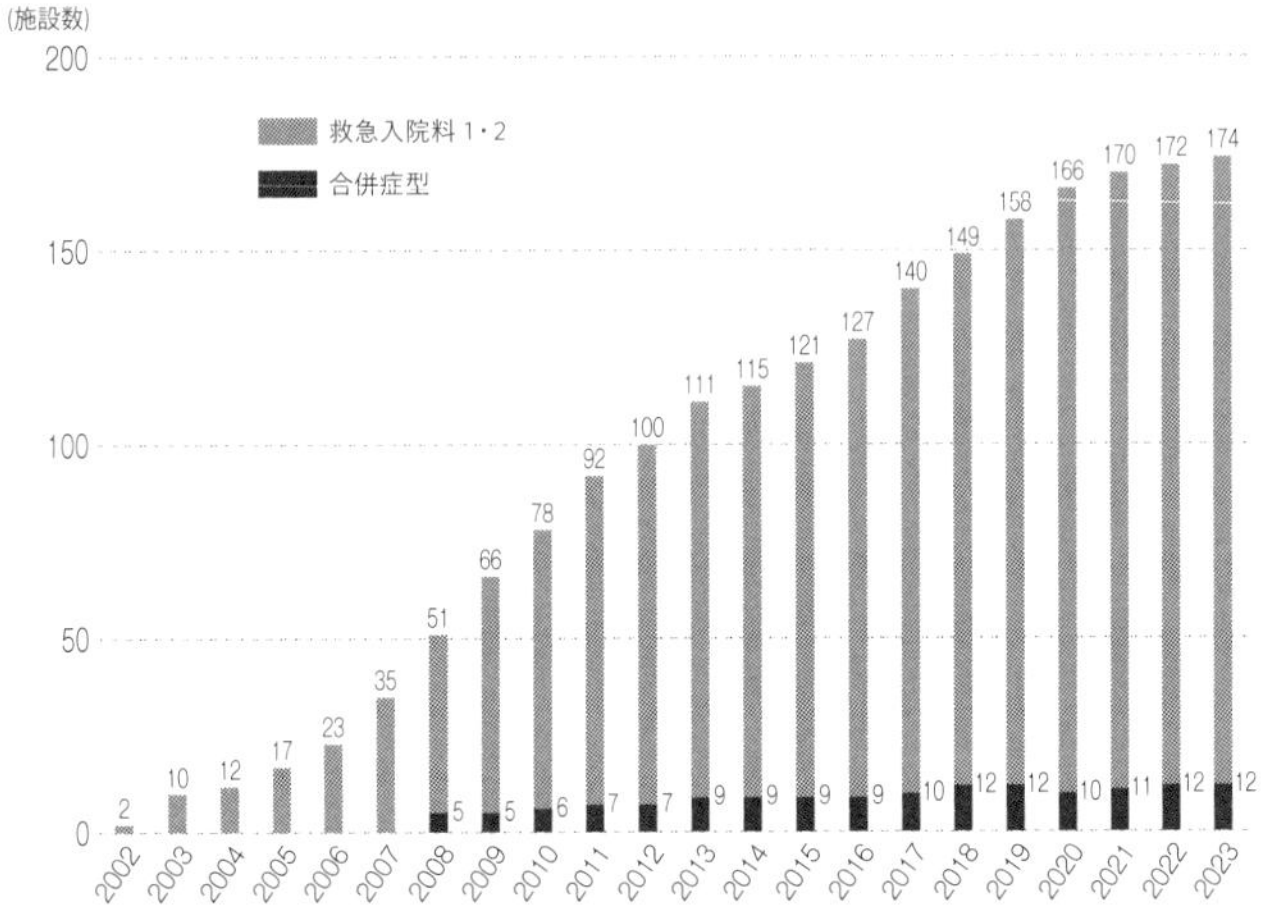

出典：日本精神科救急学会事務局

移行する際には、入院中の治療と同じくらい準備が必要です。退院後の居場所や支援体制が整っていることは、患者が地域での生活を円滑に始めるための鍵となります。

私の病院がスーパー救急病棟の認可をとったのは２００５年10月で、全国でも24番目と比較的早いタイミングでした。現在は１９０病院ほどに増えています。

認可を受けるにはベッドの半分以上が個室でなければいけないとの条件もあるのですが、精神科救急入院料が新設される前年に病院を建て替えていました。その準備を進めていた頃にはまだスーパー救急病棟ができることは知らず、当然個室を半分もつくっていなかったので、建て替えたばかりの病院をすぐに改修することになりました。

当時はまだスーパー救急病棟の認可をとっているのは公立の精神科病院がほとんどで、改修にあたって県の担当者に許可をとりに行くと、なかなか認めてもらえず苦労しました。

いちばん苦労したのは、新規入院患者の6割以上を3カ月以内に退院させることです。職員は実現など無理だと考えていたかもしれませんが、私の独断で実行しました。

とはいえ、3カ月以内の退院を目指そう、と職員に宣言するだけでは実現しません。まず検討したのは、退院したあとの生活の場づくりです。自宅で暴れたり錯乱状態になったりして入院してきた患者なので、入院治療で症状がある程度落ちついたとしても、すぐに自宅に戻れる人ばかりではありません。家庭に帰る前にワンクッションおけるような場所が必要と考えました。

私の医療法人では1996年に援護寮（現在の自立訓練事業所）と福祉ホームという2種類の社会復帰施設を、2000年には「なごみ荘」という精神障がい者グループホームをつくっていました。援護寮も福祉ホームもグループホームも、病院と地域の中間にある福祉施設で、家庭や単身で日常生活を送ることが難しい精神障がい者が社会復帰を目指すための住居です。

２００２年には「新たな気持ちで人生の再出発をかける場所」という想いを込めて「あらた舎」と名づけた通所授産施設もつくりました。これは、今の就労支援施設にあたるものです。

グループホームや社会復帰施設、授産施設のような就労支援施設も、当時はまだ数が少なく、近隣にはほとんどありませんでした。そのため、これらの施設をつくる前は、退院後の居場所のない患者は、そのまま病院に入院しているか、退院はできても日中は病院のデイケアに来るしか選択肢はなかったのです。それではなかなか退院は進まないので、退院したあとの居場所となる施設を自分たちでつくっていきました。

長期入院患者の退院なしには救急機能は果たせない

スーパー救急病棟では、地域で生活をしていて具合が悪くなった急性期の患者を受け入れますが、全員が短期間で症状が落ちつくわけではありません。１週間、１カ月で退院のめどがつく人もいれば、３カ月近くかかる人、３カ月経ってもなかなか落ちつかない人もいます。

落ちつかない人は退院が難しいため、慢性期の病棟に移ってもらうことになります。

とはいえ、慢性期の病棟も際限なく受け入れられるわけではないため、ベッドを空けなければなりません。つまり、入院している患者のなかから退院できそうな人を退院に導かなければベッドは空かず、スーパー救急病棟からの患者を受け入れられないということです。

スーパー救急病棟は病院の入り口です。慢性期病棟の出口が詰まっていると、入り口で患者を受け入れられなくなり、結果として入り口も詰まってしまいます。精神科急性期の機能を果たすスーパー救急病棟が適切に機能するためには、慢性期病棟に長期入院している患者が地域生活へ移行できるように支援することが不可欠です。


実際、スーパー救急病棟を設置してから、長期入院患者の地域移行が進みました。最初の頃は、半ば無理やり退院させた結果、家でお金を盗んだり、両親に暴力をふるったり、家に火をつけたりといった騒動を起こし、家族から「もう一度と退院させないでほしい」と言われることもありました。そうすると、どんなに本人が「退院したい」と希望しても二度目の退院は難しくなります。こうした失敗から学び、十分な時間をかけて退院に導くようにした結果、大きな騒動は次第になくなっていきました。

まずは病院に入院しながら昼間に働きに行っていたような、服薬も食事も身だしなみも自分で管理できる人たちから、順に退院に向けた準備を進めました。4、5年経つ頃には、長期入院していた人でも精神症状が重くなく、ある程度身の回りのことを自分でできるようになった人はほとんど退院していきました。退院は難しいのではないかと本人も周りも疑っていたような人たちも、年月をかけて少しずつ退院していったのです。

患者を見守れる場所が多いほど、患者の人生も広がる

以前の取り組みを振り返ってみると、私たちは過度に患者に支援を提供していたことに気づきます。実際には自分でできる力がある人に対しても、私たちは「お手伝いします」と過剰に手を差し伸べていました。しかし、必要以上の助けを与えることは、本人の自立や成長を妨げることになります。自分でできることを経験する機会を奪うことで、かえってその人の力を引き出すチャンスを減らしてしまうのです。支援の適度なバランスを見極めることが重要であり、それが本人の自主性を育む鍵となります。

私の病院では、長期入院患者の退院後の生活を支援するためにデイケアだけではなく、

デイナイトケアも長らく行っていました。退院後に病院の近くのアパートに住み、月曜から土曜までの週に6日、朝から夕方まで病院のデイナイトケアに通ってもらうのです。リハビリテーションはもちろん食事も提供し、薬の管理もスタッフが行い、夜になったらそれぞれのアパートに帰って寝てもらいます。日曜日は休みですが、週6日間はそうやって生活支援を行っていました。

1990年代頃までは、年末年始などデイナイトケアを1週間近く休みにしていたのですが、その時期に亡くなる人がいました。私たちが支援をしすぎて本人の生活する力を伸ばす訓練を怠っていたので、サポートがなくなると食事が摂れなくなり、亡くなってしまうことがあったのです。

これではいけないと反省し、2001年に急性期治療病棟を開設してからは、入院後早期から作業療法士によるリハビリテーションを提供するようにしたほか、療養病棟でも精神障がいとうまく付き合いながら生活する力をつけることをより意識するようになりました。

また、アパートに住みながらデイナイトケアに通うだけではなく、グループホーム、福祉ホーム、援護寮（自立訓練事業所）と、退院後の住居にグラデーションができたことで、その人に合った入居先を選べるようになりました。グループホーム、福祉ホーム、援護寮は病院と地域の間にある中間施設であることは同じですが、職員の手厚さが違います。

いちばん職員が少なく、より自宅に近い居住空間で精神障がい者が共同で生活を営むのがグループホームです。福祉ホームや援護寮のほうが生活指導を行う職員がより手厚く、特に援護寮は社会復帰のための訓練や指導を行う施設と位置づけられていました。

昭和期から入院していた人の場合、自分で生活を組み立てることは難しく、いきなりアパートやグループホームに移ってもうまくいかないことが多いです。長い間、多くの物事をあきらめる生活を送っていたので、そもそも生活のなかでどのように楽しみを見つければよいのかも分からないのです。また、知らない人がたくさんいるだけで恐怖を感じたり、お金の使い方が分からなかったりと、さまざまなハードルがあります。そういった人たちが社会生活に戻るためには、援護寮のように手厚い支援が受けられる場所で、掃除や洗濯、調理といった生活の基本から、お金の使い方、銀行や市役所、保健所などの社会資源の活用方法、人との付き合い方などを一つひとつ練習する必要があります。


一方、スーパー救急病棟に入院する人は、もともと地域で生活していて、社会からあまり切り離されていない人たちです。そのため、退院後はすぐに家庭や単身生活に戻るか、

退院後のサポート

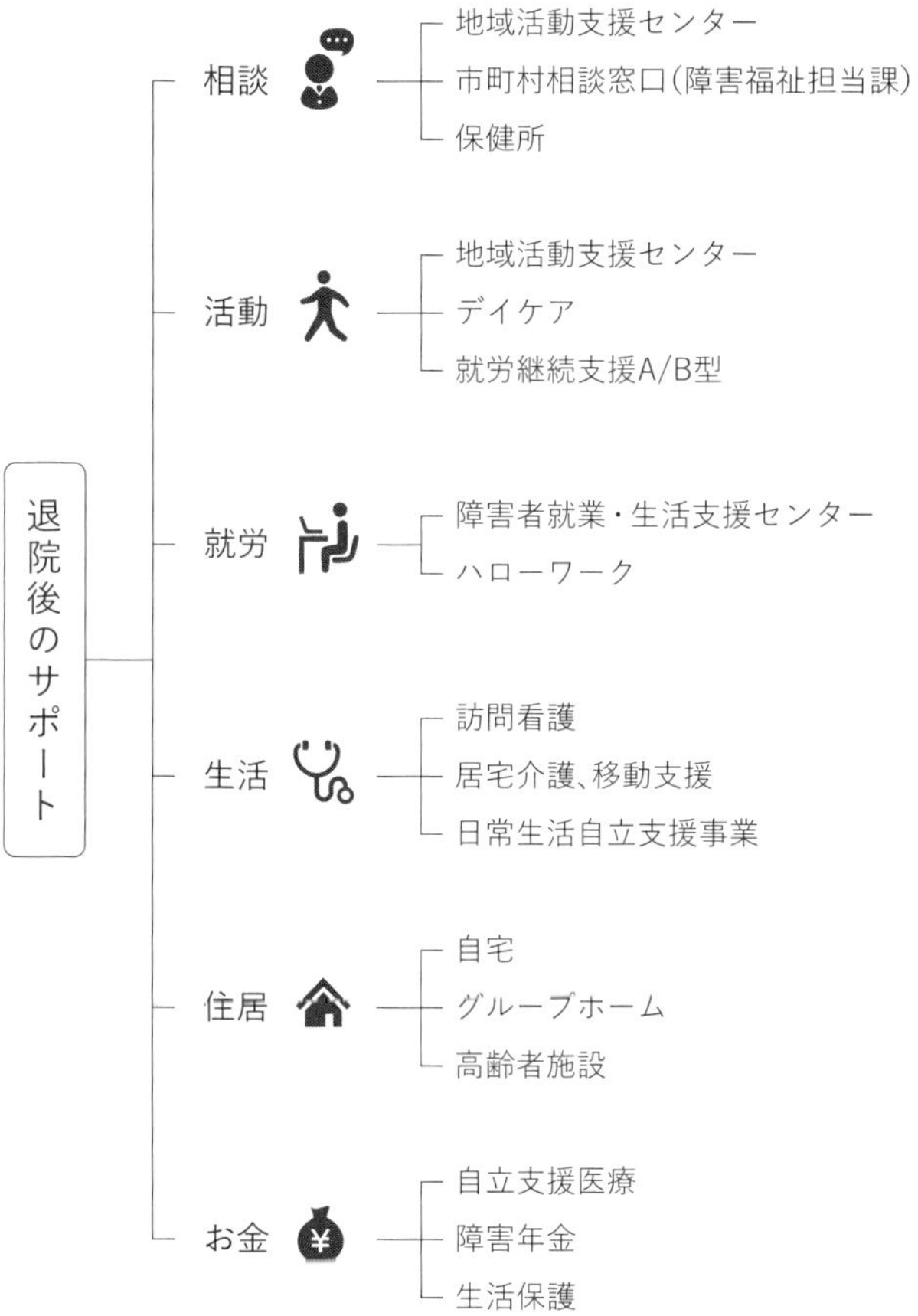
退院後のサポート
相談
地域活動支援センター
市町村相談窓口(障害福祉担当課)
保健所
活動
地域活動支援センター
デイケア
就労継続支援A/B型
就労
障害者就業・生活支援センター
ハローワーク
生活
訪問看護
居宅介護、移動支援
日常生活自立支援事業
住居
自宅
グループホーム
高齢者施設
お金
自立支援医療
障害年金
生活保護

それが難しくてもグループホームで少しだけ支援を受けながら、家庭生活や単身生活に向けて準備することが多いです。

このように病院と在宅の間にどれだけ生活の場のバリエーションがあるかで、退院できるかどうかが変わります。家での生活に近い施設から病院に近い施設まで、段階的な入居先があることで、その人の生活力に合った退院先を選ぶことができます。そうすれば、せっかく退院したのにすぐに具合が悪くなり、また病院に戻ってしまう悪循環を防ぐことができます。

早期退院で変わった治療のゴール

退院後の居場所の選択肢が増え、早期退院を目指すようになると、治療のゴールも変わってきます。

長期入院が当たり前だった頃は、病院という狭い空間の中で穏やかに暮らすことが、治療のゴールでした。特に昭和の頃は、統合失調症を発症して病気が悪化し、入院に至ると、地域で暮らすという選択肢はほとんどありませんでした。そのため、病院で穏やかに安心して暮らせるように精神疾患患者を守ることが医療者の役目になっていました。

しかし、病院では地域社会とは違い、限られた空間に多くの患者がひしめき合って暮らしています。その結果、ちょっとしたことで怒ったり、喧嘩《けんか》になったりと、なにかともめごとが起きることが少なくありませんでした。それでは穏やかに暮らすことが難しくなるので、興奮や錯乱などの精神症状を抑えるために自然と薬の量が増えていきました。薬の量が増えれば、副作用もより出やすくなるので、それを抑えるためにさらに薬が追加され、気づけば多剤投与になっています。

今振り返ると、「薬が多かった」「多剤投与は良くない」と気づきますが、当時はそれが当たり前になっていました。精神科医は、決して悪意をもって薬を増やし、患者を病院の中に閉じ込めていたわけではありません。患者が穏やかに入院生活を送れるように、良かれと考えて行っていたのです。

ところが、早期退院を目指すようになると、「退院して地域生活に戻ること」に治療のゴールが変わっていきました。そのゴールを実現するにはどのような治療が必要か考えたときに、抗精神病薬の投与量を減らさなければいけないことに気づいたのです。

薬を減らすと、各人の可能性が見えてきた

退院後、患者がスムーズに地域での生活に移行できるよう、私たちは処方する抗精神病薬をなるべく1種類に絞り、一日の内服量も減らしました。なぜなら、抗精神病薬が強く効きすぎると過鎮静を引き起こして病院の外では生活できないからです。

抗精神病薬は、主にドーパミン神経の受容体に結合することで、神経伝達が過剰に働きすぎるのを抑え、幻覚や妄想、興奮、考えがまとまらないといった症状を改善します。逆に抗精神病薬が強く効きすぎると、過度に鎮静してしまいます。

病院の中で、しかも病棟や病室といった狭い空間で入院患者同士が喧嘩をせずに穏やかに過ごすことを目指していた昭和の時代には、薬がしっかり効いて喧嘩をする元気がなくなることを良しとしていました。その結果、抗精神病薬が出始めた頃にはクロルプロマジン換算量で300mgから500mg程度だった一日あたりの内服量が、いつの間にか2000mgから3000mgにまで跳ね上がっていたのです。

私が研修医として働き始めた頃が、まさにそうでした。統合失調症の長期入院患者は、

誰もがたくさんの抗精神病薬を飲んでいて、昼も夜もぼーっとした状態で生活をしていました。しかも薬の副作用で便秘、めまい、ふるえといったさまざまな不快な症状も出るため、それらを抑えるための薬も追加されていました。

１９９０年代後半になってリスペリドンなどの第二世代と呼ばれる抗精神病薬が登場すると、さらに薬が上乗せされ、クロルプロマジン換算量は増えていきました。しかし、医師としての経験がまだ浅かった頃は多少疑問に感じることはあっても、先輩医師からの教えに倣って多剤投与を続けてしまっていたのです。

やはりおかしいと明確に気づいたのは、病院長として患者が退院後に地域で生活できるようにするためにはどうすればいいのか、考えるようになってからです。例えば、入院中は日中もぼーっと過ごして身の回りのこともあまり自分ではできないような状態の人が、退院したり病院から逃げ出したりすると元気になります。病院の中ではあんなにダラダラしていたのに、なぜ病院の外では元気なのだろうと考えたときに、病院の中で問題が起きないようにすることを目標にしていたために、薬が増えていたのだと、はたと気づきました。目から鱗《うろこ》が落ちるような気持ちでした。

自宅などで暴れたために入院することになった患者たちは、まずは保護室から閉鎖病棟へ、そして開放病棟へ移ることを目標にしていました。そこから先はあまり高望みをしてもまた騒ぎを起こして病院に戻ってくることになるのだから、と私たち治療者も患者も家族もあきらめてしまっていたのです。目標が「地域で暮らすために」へ変わったことで、薬の量を全体的に減らしていったところ、一人ひとりの患者のその人なりの可能性が新たに見えてきました。

69ページのグラフは上が精神病床の数と病床利用率の推移を、下が入院患者の抗精神病薬の一日あたりのクロルプロマジン換算量の経年変化を表しています。私の病院では、1990年頃までは入院期間が非常に長かったものの2000年あたりから急に短くなり、退院して地域で生活しましょうという目標に変わっていきます。一方でクロルプロマジン換算量も、多剤大量療法の時代から第二世代の抗精神病薬の登場でさらなる上乗せが起こったものの、治療目標の変化に伴って2003年あたりから減っていきました。

精神病院の病床数と病床利用率の推移

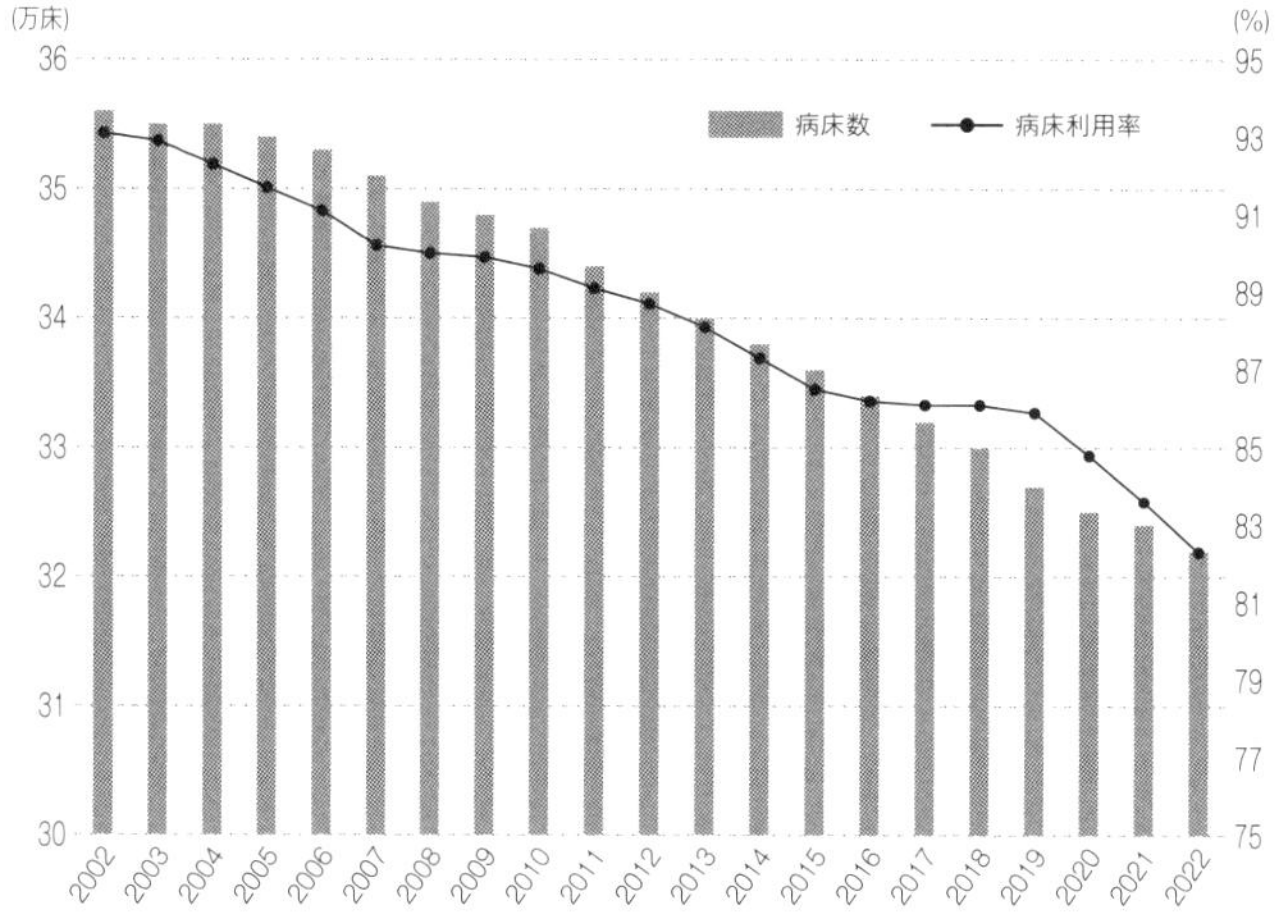

出典：厚生労働省「病院報告」

入院患者の抗精神病薬の
一日あたりのCP（クロルプロマジン）換算量の経年変化

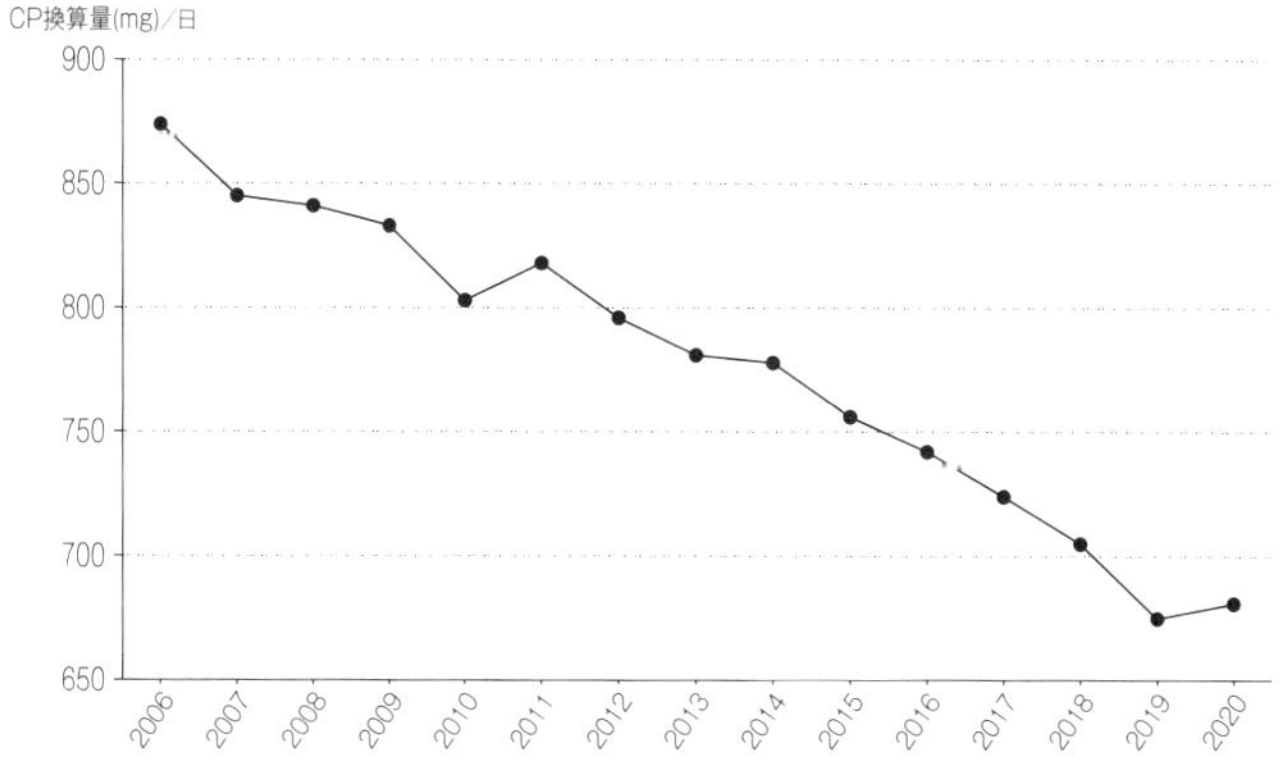

出典：精神科臨床薬学（PCP）研究会「統合失調症患者の薬物療法に関する処方実態調査」

単剤化は、本人の治療意欲を引き出す

退院して地域に生活の場を移すということは、新しい環境に身をおくことになるので、入院生活に慣れていた患者にとっては怖いことでもあります。病院の中では落ちついて生活ができるようになった患者に「退院を目指しましょう」と提案すると、病的な不安が再燃する人もいました。夜、眠れずに大声で騒いだり、職員やほかの患者に殴りかかってしまったり、いろいろなことが起きました。そうしたときには、とりあえず一旦立ち止まるしかありません。

入院に至った人は、今は落ちついて見えても入院医療が必要となった症状がもともとあったのです。その症状は、年月が経ち10歳年をとったからといって簡単になくなるものではありません。ストレスのかかる環境では再燃しやすくなります。しかも、薬を減らすことになるため、患者としては不安が一層強まります。

ここで、精神症状が落ちついているときにまずは退院して、そのあと薬を減らしていく

ほうがいいのか、多少入院期間が延びても入院しながら薬を減らすほうがいいのか、２つの選択肢があります。私の意見は後者です。

薬は意味なく服用しているわけではありませんから、量を減らすと不安が強くなったりして気持ちが不安定になります。その状態で、自炊できるようになりましょう、自分で買い物に行きましょう、お金の管理も自分でしましょう、病院やデイケアに通いましょうなど、次々と新たなチャレンジをしながら新しい環境になじむのは困難です。まずは病院という守られた環境のなかで薬を減らしていき、少し不安定な状態に慣れてから一歩を踏み出すほうがうまくいきやすいです。

入院しながら段階的に薬を減らしていくことで、最初は「退院なんてしたくない。外に出たら絶対に悪くなります！」とかたくなに拒否していた人でも、長期入院していた患者たちが退院していく様子を見て「やっぱり自分も」という気持ちになるのか、たくさんの患者が地域生活に一歩踏み出していきました。

今では、抗精神病薬が増えすぎないように必要最小限の量に抑えることを最初から意識しているので、私の病院では単剤化率はずっと70％程度を維持しています。一時期は頑張って単剤投与を心がけ、単剤化率が80%を超えたこともありましたが、かえって精神症状が悪化する人が増えたので、また少し戻しました。

抗精神病薬は単剤投与のほうがいいという説と、トータルの量が多くなければ2、3種類を組み合わせてもいいという説の2つがあります。重症患者の場合は1種類の抗精神病薬では効かないことがあるので、どんなケースでも無理に1種類に絞る必要はありません。単剤化率が半分を切っていると少々問題があると考えられますが、必要な人には薬を組み合わせて使い、全体として単剤化率70%程度を維持するのがちょうどよい塩梅《あんばい》だと考えています。

しかし、なかには単剤化を嫌う医師もいます。私よりも一回り年上のある医師は、「こういう患者には、これらの薬を、こういうバランスで組み合わせるといい」という絶妙な匙《さじ》加減を熟知していて、単剤投与にはこだわりません。むしろ単剤化を嫌っている節があります。その先生の場合は、そのやり方でうまくいっているのです。

それでも私は無理のない範囲で単剤化を目指しています。理由は単純で、1種類のほうが分かりやすいからです。その薬が効いているのか効いていないのか、どの程度効いているのか、副作用は出るのか出ないのかが一目瞭然です。効いているのならそのまま続ければよいし、効かなかったり効き目が弱かったりすれば薬の変更や増量などを患者に提案できます。私だけではなく、患者本人にとっても分かりやすいので、治療が医者任せになりません。複雑な処方だと患者には到底理解できませんから、医者任せになってしまいます。

その点、薬が1種類であれば処方するときに「この薬はこういう症状を改善するために出すので、飲んでみてください」と処方の意図を説明し、次回の診察時にその感想を聞くという形で患者と話し合いながら治療を進めていくことができます。そういう治療スタイルを大事にしているのは、患者本人に治療意欲をもってほしいからです。

昭和の頃の精神科医療は、家族、医者、病院といった周りが責任をもつから、薬を飲んで病院の中で大人しく過ごしていてほしいという考え方でした。しかし、精神障がいがあっても地域で生活する、働くことをあきらめないという方向に変わった今は、責任の所在が周りから本人に移っています。精神障がいとうまく付き合っていくには、症状をどのようにコントロールするかも医師に任せるのではなく、本人がどうしたいかが大事であり、処方の分かりやすさも大事です。

45年目の初めての退院

先日、私の病院に45年もの間、入院していた人がようやく退院できました。10代の半ばから入院して、60歳になる頃にやっと退院となり、地域にある知的障がい者のための施設に入所しました。私の病院では最長の入院期間だった人です。

若いときに家で暴れるようになって入院することになった人で、今振り返れば精神症状の原因は知的障がいでした。知的障がいがベースにあり、学校などの社会環境にうまく適応することができずにトラブルを抱え、不安が募って統合失調症のような精神症状を引き起こしてしまっていたのです。この患者に限らず、幻覚や妄想といった精神症状の背景に、知的障がいや発達障がい、子どもの頃の被虐待経験などが隠れていることはしばしばあります。それらが原因で人付き合いが苦手になり、いじめなどのつらい経験をしたことがトラウマとなり、幻覚や妄想を引き起こしてしまうことがあるのです。

この患者の場合、入院して病室に閉じこもっていると次第に落ちつくものの、もともと知的障がいがあるので自分の気持ちをうまく伝えられません。退院を提案すると不安になって暴れてしまっていました。そうしたことを何度か繰り返し、家族も家では面倒をみられないというので、なかなか退院できないまま45年が経っていたのです。

今回の退院に向けては、まず病院のすぐ隣にある自立訓練事業所に入所してもらいました。その際、退院という言葉を出すと不安になってしまうので、「寝る場所が変わっただけで同じ病院だから」と説明して、半ば騙《だま》す形で移ってもらいました。正確には病院ではなく自立訓練事業所ですが、私の医療法人が運営している事業所で病院のすぐ隣にあるので、病院の職員が顔を見に行くことができます。

そうやってワンクッションおいたうえで、最終的に入所する知的障がい者施設には職員と一緒に何度も足を運び、どういうところなのか分かってもらったうえでようやく移ることになりました。

施設とはいえ、病院で入院生活を続けるよりは自由度は広がります。病院では刺激が強いと精神症状が悪化する人もいますし、重症な人が入院しているので行動が制限されがちです。一方、施設は生活の場であるため、入浴や食事、排泄などの必要な介護を受けながら生活を営むことができ、季節ごとにピクニックに行ったり、買い物や外食を楽しんだり、レクリエーションを行ったりと、楽しみの幅が広がります。夜も好きな時間に寝られますし、好きなお菓子も自由に買うことができます。人生の自由度は絶対的に上がりますから、45年かかってしまいましたが退院できてよかったと安堵《あんど》しています。

「悪くなったらいつでも診る」が安心につながる

このように入院医療から地域生活中心へという流れは着々と進みましたが、退院させるだけでは精神科医療の役割は果たせません。一度、退院して地域に生活の場を移しても新しい環境でそのままうまくいくとは限らないからです。

病院の中では何もせずに過ごすことができますが、外に出ればそうはいきません。自分でやらなければいけないことが増えます。それがうまくできないと、不安が強くなって、その結果として暴れたり、自分で自分の手を噛んでみたり、ご飯をいっさい食べなくなったり、いろいろな反応が起こるのです。

そんなふうに不安がぶり返して精神症状が大きく出てきたときに、いつでも診てくれて、緊急であってもすぐに入院させてくれるところがなければ、患者本人も病院の外へ一歩踏み出すのは怖いでしょうし、地域で受け入れる側も怖くて躊躇してしまいます。

２００２年の診療報酬改定で精神科救急入院料ができたときに、３カ月以内に退院させるなんてできないと多くの精神科医療の関係者が考えたのは、短い入院で退院させてもまた症状がぶり返したときに責任がもてないから、というのがいちばんの理由だったと考えていきます。当時はまだ、夜間や土日は急に診ることはできないという精神科病院が少なくありませんでした。医療人として「退院後のことは知りません」という無責任なことはできないため、退院のハードルも高くなっていたのです。

その点、私はスーパー救急病棟を目指すと決めた時点で、患者の可能性を信じて退院させよう、その代わり、何かあったらいつでも病院で診ようと心に決め、職員たちとともに実践してきました。24時間３６５日何かあったときにはいつでも診てくれるところがあるという安心感なしには、精神障がい者が病院から地域に生活の場を移し、障がいと付き合いながら生活していくことは実現しないからです。精神科救急医療体制を整えることは、「入院医療から地域生活中心へ」の実現には欠かせません。

では、夜間や休日を問わずいつでも患者を受け入れられるかどうかは何で決まるのかというと、保護室が空いているか、対応できるだけのマンパワーがあるかといったことが重要です。暴れていたり錯乱状態にあったりする急性期の患者に対応するには人手が欠かせません。

私の病院の場合、1993年に認知症治療病棟をつくるために増床して273床になって以来、ベッドの数は変わりませんが、200人弱だった職員数は300人を超えるまでに増えました。スーパー救急病棟は手厚い治療が必要なぶん、一日の入院料が高く設定されています。そのため、スーパー救急病棟を開設してから収入が増え、そのぶん、多くの職員を雇用できました。卵が先か鶏が先かという面がありますが、急性期治療を強化するようになったからこそマンパワーが増え、マンパワーが増えたからこそ断らずに患者を受け入れられるようになったと考えています。

しかし、保護室やマンパワーといった物理的な要素以上に大切なのは考え方です。例えば、スーパー救急病棟が設立された当初は、夜間や休日には患者を受け入れられないと公言していた病院もありました。しかし設立から20年を経た現在、夜間・休日の受け入れは当たり前になっています。これは、患者に退院を促す際に「もし具合が悪くなっても夜間や休日には診られない」という考え方が、今ではすっかり変わり、夜間や休日でも対応することが普通になってきたからです。

入院が必要なのは統合失調症や鬱病だけではない

統合失調症患者を中心に長期入院していた人たちが地域生活に移っていくなか、精神症状が悪化したときにいつでも対応することが精神科医療に求められています。これは、クリニックではできませんから、入院ベッドがあり、隔離するための保護室もあり、夜間でも休日でも専門家がそろっている精神科病院の役割です。

また、精神科病院はクリニックとは違い、閉じ込めて行動の自由を制限するという特徴もあります。行動の自由は誰にでも守られるべき基本的人権ですが、それを侵すことが許されているのが刑務所と精神科病院なのです。もちろん必要最小限にしなければいけませんが、なぜ許されているのかといえば、医療と本人の保護のために閉じ込めざるを得ないからです。

行動の自由を制限されるのは、統合失調症の急性期の患者だけではありません。鬱病で自殺を企てる恐れがある人、知的障がいがあり衝動的に大声を出す、周囲に暴力をふるうなどの問題行動をとってしまう人、知的障がいや発達障がいではないが思春期特有の心の問題で家族に暴力をふるってしまうティーンエイジャー、認知症で激しい周辺症状のある人など、さまざまなケースがあります。

以前、家出を繰り返していて、それを注意されたときに衝動的に窓から飛び降り、骨折した10代の少女がいました。骨折の治療をして歩けるようになったらまた家出をするので、安全な刺激のない場所で保護することが必要と判断し、両親に同意をとり入院となりました。

彼女は軽度の知的障がいとアスペルガー症候群を併せもっていて、自分の気持ちを説明することが苦手で、家でもほとんど話しません。入院した当初は、鍵のかかった部屋に閉じ込められ、大人たちに囲まれて怖がっていましたが、しばらく入院しているうちに少し落ちついて、自分について話すようになりました。

ただ、普段話し慣れていないので、なかなかうまく話せません。最初は「友達がいない、家族しかいない、家族のなかではうまくコミュニケーションがとれない」といった、途切れ途切れでまとまりのない内容でした。心理職や看護師など多職種が関わりながら話を聞くうちに、だんだん思考がまとまってきて、何が心配なのかについて話せるようになりました。将来への不安があり、家でじっとしていられなくなって家出を繰り返していたことが分かったあとは、退院しても衝動的に家を飛び出してしまうことはなくなりました。

こういう場合、薬を処方したところで治るものではありません。入院という保護と多職種の関わりが功を奏したケースでした。

また、あるときには、道路に停まっている車のタイヤをアイスピックで刺して回っていた80代の男性が、警察官に連れられてやって来ました。明らかに認知症だということで措置入院となりました。

認知症の治療薬は認知症の進行を遅らせるものであり、薬を飲んでも完治はしません。そのため本来は入院する必要はありません。しかし周囲に暴力をふるったり、急にいなくなったり、妄想や幻覚が出るようになったりするなど、認知症の周辺症状としての行動障がいや精神症状のために本人や周囲の人に危険が及ぶ場合には、入院という選択肢が出てきます。

認知症自体は薬で治せないものの、周辺症状である行動障がいや精神症状は薬でコントロールすることができます。逆に、薬を使わなければ、周りの人の対応が困難になり、行動障がいや精神症状はますます悪化しかねません。ところが、薬を使うことで良くなることがまだ十分に知られていません。そのため、家庭で介護者が一人で問題を抱えて困っていることもいまだによくあるのです。

行動障がいや精神症状が和らげば、自宅やもともといた施設で再び過ごせるようになります。そうやって認知症の人とその介護者の地域での暮らしを支えるのも、精神科病院の役割の一つです。

家族が治療の妨げになる場合は入院で距離をおく

統合失調症の場合、治療を中断したことであるとき急に精神症状がぶり返して暴れだし、周りの人の手に負えなくなり入院が必要になることもよくあります。

ある高校生の患者は、初診時に統合失調症が疑われる症状があったため、付き添いで来ていた母親に「少しでも調子が悪くなったらまた連れて来るように」と伝えて薬を処方しました。ところが親の判断ですぐに服薬を中断したため、数カ月後に再び外来に来たときにはすっかり症状が悪化して、はっきりと統合失調症と分かる状態になっていました。被害妄想から「お母さんの恋人が……」などと現実とは異なることを口走ったり、興奮して窓から飛び降りようとしたりするので、一旦入院措置をとりました。

1カ月ほどで症状がやや落ちつき退院になりましたが、今度は別の問題が発生しました。

統合失調症は妄想や幻覚、興奮などの激しい症状が出る急性期のあとに、休息期または消耗期といってやる気が出ず、どうしても活発になれない期間があります。急性期に心身ともにエネルギーを使い切って消耗するので、休息が必要になるためです。

この患者も急性期のあとにどっと疲れが出たのか、退院後は自宅に引きこもりがちでした。「また前のように悪くなるのではないか」と過度に心配した母親が、映画に連れて行ったり、ドライブに連れて行ったりと連れまわして、かえって疲れさせてしまいました。母親としては、最初に統合失調症と診断されたときに薬をちゃんと飲ませていたら、こんなに悪化しなかったかもしれないという罪悪感があったと考えられます。悪くさせたくない一心で、患者のために頑張っていることは分かりますが、周囲の過度な関わりがかえって治療の妨げになることもよくあるのです。

そういうときにも、入院は一つの選択肢になります。患者はしっかりと心身を休めることができ、家族は患者と距離をおくことで客観的に状況を見つめ直すことができます。また、患者が入院している間に、家族の心理教育を行うこともあります。この病気はどういう病気でどういう経過をたどるのか、悪化させないためにはどうすればいいのか、具合が悪くなったときにはどう対処すればいいのかを、患者本人に加え身近にいる家族に学んでもらうことも大切です。

病状が悪化している最中に「こういうことが大切です」と話しても、本人も家族も目の前の対処に精いっぱいで、心理教育どころではありません。そのため心理教育にしても、入院によって一旦症状を落ちつかせ、患者と家族が適度な距離を保てるようになってから行うことに意味があります。

入院は、治療をしながら地域で生活している精神障がい者が急に症状が悪化したときに一時的にするパターンと、今までトラブルなく生活をしていた人が急に精神のバランスを崩して暴れたり大声でわめいたり過度な興奮状態になったりしたときに、本人や周囲の人たちの安全を守るために保護するパターンの大きく2つがあります。どちらも精神科病院にしかできない役割だと自負しています。

さらに、精神障がい者のなかにはどうしても症状が落ちつかない人もいます。統合失調症は薬で良くなる時代になりましたが、薬を飲んでも症状がなかなか改善しない治療抵抗性の人もいるのです。治療抵抗性の統合失調症に効くとされているクロザピンという薬があり、私の病院でも2016年からクロザピン外来を始めています。しかし、クロザピンを使っても幻覚や妄想がまったく止まらない人も時にいるのです。

また、統合失調症を発症してもなんらかの理由で治療を受けず、長期間病気を放置した場合、顕著に悪くなります。思考や言動が支離滅裂になって、見た目から具合の悪さがうかがえ、誰が見ても精神疾患と分かるような状態になります。そこまで悪化すると、脳の障がいが固定してしまうため、荒廃状態と呼ばれ、薬物療法を行ってもなかなか改善しません。

そういう人たちは地域で生活していくのは困難なので、入院が長期間続くことになります。そうした患者を診ることも必要な医療です。

これからの精神科病院に大きな病棟はいらない

私は、これからの精神科病院に大きな入院病棟は不要だと考えています。グループホームやA型・B型の就労継続支援施設のように、精神障がい者を支える施設が地域に増えて、長期入院していた患者も退院して地域で生活できるようになりました。

A型は「雇用型」とも呼ばれ、雇用契約を結び、給与が支払われます。B型は「非雇用型」で、雇用契約こそ結びませんが、行った作業に対する対価が支払われます。厚生労働省が公表している「令和4年度工賃（賃金）の実績について」によると、B型の場合は全国平均で月額1万7000円ほどと、交通費程度の支給ですが、A型に至っては、全国平均で月額6万～7万円余りです。障がい年金を加えると月額12万～14万円前後になります。家賃や生活費の高い都会では難しいかもしれませんが、田舎であれば普通に生活できるはずです。

利用できる施設の増加によって、これから入院してくる人たちのほとんどは短い入院で退院していきます。国が目標としていた7万2000床の削減にはいまだ届いていないとはいえ、全国の精神病床の病床利用率は下がり、ベッドが余るようになってきていることは事実です。

現在、約1億2000万人の人口に対して全国の精神病床は32万床あり、人口1000人あたり約2・6床の割合です。よく欧米諸国との比較が紹介され、日本は人口あたりの精神病床数が2倍ほど多いと指摘されますが、そもそも精神病床のカウントの仕方が国によって異なるため単純比較はできません。ただ、それでも人口1000人あたり2・6床という今の割合はやはり多いと言わざるを得ません。

私の病院は、現在273床の入院ベッドがあります。スーパー救急病棟こと精神科救急急性期医療入院料病棟が46床、精神療養病棟が3病棟で177床、認知症治療病棟が50床という内訳です。このところスーパー救急病棟が満床になりやすく、再び慢性期の入院患者の退院促進に努めているところですが、今ある２７３床をこのまま10年後、20年後も維持し続けていくべきかというと、もう少しダウンサイジングする必要があると考えています。

認知症治療病棟は現時点で稼働しているのは30床ほどでベッドが空いてきています。慢性期の精神療養病棟には高齢の患者が多いので、なかには特別養護老人ホームなどの介護施設に移れそうな人も十数人います。ただ、患者本人にも家族にも転院するモチベーションがなく、介護施設側も現時点では統合失調症などの精神疾患をもつ人を受け入れるゆとりのあるところは限られているため、現状では退院は容易ではありません。

しかし、これまでも障害福祉サービス等報酬改定でサービスにお金がつくたびに精神障がい者を受け入れられる福祉施設が増え、病院から退院していく患者が増えることを体験してきました。同じように、介護施設にもお金がつけば対応できるところが増えていくのではないかと考えています。ゆくゆくは、１７７床の精神療養病棟は１００床程度になっていくと認識しています。

そして、急性期の患者を受け入れるスーパー救急病棟は30〜40床程度と考えると、全体で160～170床の病院に落ちつくのではないかと考えています。つまり、今よりも100床程度のダウンサイジングが必要ということです。

一筋縄ではいかないダウンサイジング

ダウンサイジングが必要ということは、私だけではなく、精神科病院の経営者は皆うすうす気づいています。問題はその方法です。

今は、スーパー救急病棟、精神科急性期治療病棟、精神療養病棟、認知症治療病棟など病棟ごとに必要な人員配置が決まっていて、それぞれに一日あたりいくらと入院料が設定されています。例えば精神科救急急性期医療入院料は、30日以内は一日あたり2420点、31日以上60日以内は2120点、61日以上90日以内は1918点と高く設定されています。精神療養病棟入院料は一日あたり1108点なので、スーパー救急病棟は2倍前後の点数設定になっています。そのぶん、職員も多く雇用できますし、一般的な精神病床よりも手厚く職員を配置するように定められてもいます。

では、それぞれの病棟を現在の50～60床程度から30床なり40床なりにダウンサイジングできるのかというと、現実的には難しいのです。病棟では当然、24時間体制で患者を看《み》なければいけませんから、日中だけではなく夜間も看護師が勤務しています。私の病院では、24時間を8時間ごとに日勤、準夜勤、深夜勤という3つのシフトに分けて交代で働く3交代制を採用しています。加えて、それぞれ1週間に2日の休日も確保しなければいけません。この3交代制と週休2日制を成り立たせるには、最低でも20人強、本来は30人弱が必要です。そして、その人数分の給料を支払うには、それなりの規模がなければ成り立ちません。そうすると、自ずと病棟の定員は倍ぐらい必要になり、50人前後になります。つまり、病棟という枠を維持したままダウンサイジングすることは現実的には困難です。

私は、精神病床のダウンサイジングを本気で行うのなら、病棟の考え方自体を変えなければ難しいと考えています。スーパー救急病棟に入院する急性期の患者は暴れたり、自殺の恐れや自傷行為があったりするため、その人たちを看護するには、十分なマンパワーがなければ対応できません。ただ、1カ月なり3カ月なりの入院期間中にずっと同じだけの人手が必要かというとそうではなく、精神症状が軽くなるにつれて、入院時ほどの人手は必要なくなっていきます。代わりに、退院して地域生活に戻ってからは、精神保健福祉士などのサポートがより必要とされます。つまり、急性期の精神疾患患者が入院するスーパー救急病棟でも、入り口から出口まで同じ医療資源が必要なわけではありません。

例えば一つの大きなフロアの中で、急性期の患者のためのエリア、慢性期の患者のためのエリア、認知症の患者のためのエリアなど、院内をゆるやかなゾーンで分けて看護する方法が考えられます。それぞれの患者の割合によって人員配置を決め、入院料も病棟ごとではなく病床ごとにすれば、ダウンサイジングは可能です。しかし病棟という仕組みを大きく変えなければ、ダウンサイジングをさらに進めていくことは難しいです。

現行のスーパー救急病棟、療養病棟、認知症治療病棟といった機能ごとの病棟を独立して維持するためには、1病棟につき50床前後の規模が必要であり、少しずつベッド数を減らしていくのは現実的ではありません。そうなると、ダウンサイジングするには、病棟ごと閉鎖しなければなりません。1病棟分のベッド数が一気に減ることになるため、それもまた難しい話です。

しかし、先ほどの大きなフロアの中でゆるやかなゾーンに分けて入院患者を看る形であれば、少しずつベッドを減らしていくことは可能です。今後、入院する精神疾患患者の総数は減り、たくさんの入院ベッドは要らなくなってくることは間違いありませんから、前述のような方法も含めて、精神科病院が無理なくダウンサイジングできるような方法を検討すべきです。

一つの選択肢は介護医療院

病棟ごと削減するという視点では、精神療養病棟を「介護医療院」に転換するという選択肢も考えられます。

統合失調症などで長く入院している人のなかには、高齢になって認知症が出てきたり、身体が自由に動かなくなったりして、精神症状がメインではなくなってきている人もいます。それでも、ベースには統合失調症などの精神疾患があるため、意思疎通の難しさや介護抵抗性などがあり、一般の介護施設では入所を断られてしまいます。そのため、病院の精神療養病棟にそのまま入院していますが、必ずしも精神科病院で精神科医療の専門家が診なければいけないほど精神症状が不安定なわけではありません。

精神療養病棟、介護施設、グループホームと入院・入所の場があるなか、精神療養病棟よりも介護施設、介護施設よりもグループホームと、段階的に専門家のサポートは減っていきます。少ないサポートでも暮らせる人がグループホームに行き、手厚いサポートを必要とする人が精神療養病棟に残っているわけですが、入院患者を診ていると、精神療養病棟ほどサポートは必要ないけれど介護施設では難しいという層が存在します。

そこで、一つの選択肢として検討の対象になるのが介護医療院です。介護医療院は、要介護者を対象に「長期療養のための医療」と「日常生活上のサポート（介護）」を一体的に提供する施設として、2018年に新しく創設された介護保険施設です。

なお、介護保険施設には、介護医療院のほか、介護老人保健施設（老健）、介護老人福祉施設（特別養護老人ホーム）という、合わせて3種類の施設があります。介護医療院は要介護高齢者の長期療養生活のための施設であり、老健は要介護高齢者にリハビリテーションなどを提供して在宅復帰を目指す施設、特養は要介護高齢者のための生活施設として、それぞれ位置づけられています。3種類の介護保険施設のなかでも、日常的な健康管理や看取り、ターミナルケアといった医療の機能を残しつつ、生活の場としての機能も兼ね備えたのが介護医療院です。まさに、老健や特養などの介護施設以上、精神療養病棟未満の医療ニーズを満たすことが求められた施設です。

現在、3病棟ある精神療養病棟の一部を介護医療院に転換することも検討していますが、そうした場合、収入は間違いなく減ります。

生きづらさを抱える人を幅広く診られる外来を

地域で生活している精神疾患患者の具合が悪くなったときや、新たに精神疾患を発症した人の急性期に臨機応変に対応するときなどに備え、入院機能を果たしつつもダウンサイジングしていく必要があります。そうする場合、今いる専門家集団を維持できるのかどうかが、私が今いちばん頭を悩ませていることです。私は、それぞれに異なる専門性と豊富な経験をもった多職種が集まっていることこそが精神科病院の価値だと考えています。その価値は、社会において必要なくなってきているのかというと、決してそうではありません。むしろ、精神科医療を必要とする人は増えています。

ある男性は、心理職にカウンセリングをしてもらってから精神科医である私が診察をするという心理職とのチーム医療で外来を続けました。この男性に、知的障がいや発達障がい、精神障がいなどがあるわけではありません。そのため入院治療は不要ですが、問題の解決は容易ではなく、もちろん薬も効きません。そこで、どうして怒りに任せて行動してしまうのかを本人に確認することから始まり、話を聞くうちに幼少期の被虐待体験が心の中で引っかかっていたことに本人が気づきました。最終的にはどういうときにカッとなりやすいのかという怒りのトリガーが分かったのですが、その後はカッとなってトラブルを起こす回数が減っていったのです。そこに至るまでには3年の月日がかかりました。

このように、精神科医療には多職種の専門家が集まり、個々の患者に合わせたケアを提供することが重要です。そして、外来での治療も含めて、幅広い生きづらさを抱える人々を支援する体制が求められています。

クリニックで診られる人、病院の外来だからこそ診られる人

こうした時間と手間をかけた対応は、精神科病院の外来だからこそできることです。その理由を説明するには、少し診療報酬のルールについて触れる必要があります。

外来患者に精神療法を行った場合、「通院精神療法」として30分以上の場合は410点（4100円）、5分以上30分未満の場合は315点（3150円、いずれも精神保健指定

医による場合）の診療報酬になることが定められています。

２０２４年度の診療報酬改定で、「通院・在宅精神療法」に対する加算として「心理支援加算」が新たに設けられ、医師の指示を受けた公認心理師が対面による心理支援を30分以上実施した場合は月2回、初回算定日から2年を限度に２５０点（２５００円）の加算ができるようになりました。しかし、それまでは精神科医である私の診察のあとに心理職がカウンセリングを行っても、そのカウンセリング料は徴収できませんでした。精神科医が一人で診察をしても、心理職とのチーム医療を行っても金額は同じだったのです。

今回の改定で心理支援加算ができたことで、公認心理師によるカウンセリングが診療報酬上も評価されるようになりましたが、条件があります。対象となる患者は「外傷体験（身体的暴行、性的暴力、災害、重大な事故、虐待もしくは犯罪被害等をいう）を有し、心的外傷に起因する症状（侵入症状、刺激の持続的回避、認知と気分の陰性の変化、覚醒度と反応性の著しい変化、または乖離《かいり》症状をいう）を有する者」に限られているのです。つまり、トラウマ体験によるＰＴＳＤ（心的外傷後ストレス障害）で生きづらさを抱えている人が対象ということです。条件に該当すれば通院精神療法代に上乗せして心理支援加算の２５００円を徴収できますが、該当しなければ加算はとれません。

また、東京などでは、心理職のカウンセリングは保険外診療（自由診療）として全額自費で提供しているところもあります。保険診療と自由診療を併せて行う混合診療は認められないので、カウンセリング希望者には精神科医が診察をしてカウンセリングが有効と判断したら別日にカウンセリングを提供しています。

ただし、それは都会だからこそ成り立つサービスです。経済的なゆとりがあり、全額自費でも支払える人が多数いるからです。全国を見渡せば、その費用を払える人ばかりではなく、私の病院のある沖縄ではあまりいません。

それでも、この人には心理職のカウンセリングが必要だと考えれば、たとえカウンセリング代を別途徴収することはできず、病院の持ち出しになるとしても提供してきました。それは、入院医療のほうで十分な収入を上げることができ、なおかつ、スーパー救急病棟もあって心理職がたくさんいるからこそ成り立ってきたことです。

私の病院では、臨床心理課に常勤・非常勤を合わせて現在10人の心理職が在籍しています。そのうち2人はデイケア、1人は就労支援事業所の専従です。残りの7人は外来と病棟を中心に勤務しています。

精神科病院でもこれだけの心理職が在籍しているところは珍しいです。私の病院では、沖縄県内の精神科病院のなかでもいち早く心理職の採用を行い、１９９０年代半ばから独立した専門部署を設けていました。それだけたくさんの心理職が在籍しているからこそ、ニーズに応えられるのです。

近年、精神科病院の数は減っている一方で、精神科のクリニックは急増しています。ただし、精神科、あるいは心療内科のクリニックは、医師が一人で診療を行っているところが大半です。複数人の医師がいて、心理職や精神保健福祉士などの多職種が集まってチーム医療を提供できる「高機能診療所」「多機能型診療所」などと呼ばれるタイプのクリニックもあるにはありますが、まれです。これも、自費のカウンセリングの話と同じで、東京などの都会には複数あっても、地方ではなかなかありません。多職種で多機能な精神科診療所の集まりである日本多機能型精神科診療所研究会が公表している全国の会員一覧を見ても、東京都には10施設あった一方で沖縄県ではゼロでした。

医師が一人で診療を行っている一般的な精神科・心療内科クリニックが主に診ているの

精神病床を有する病院の数及び
精神科を主たる診療科とする診療所の数の推移

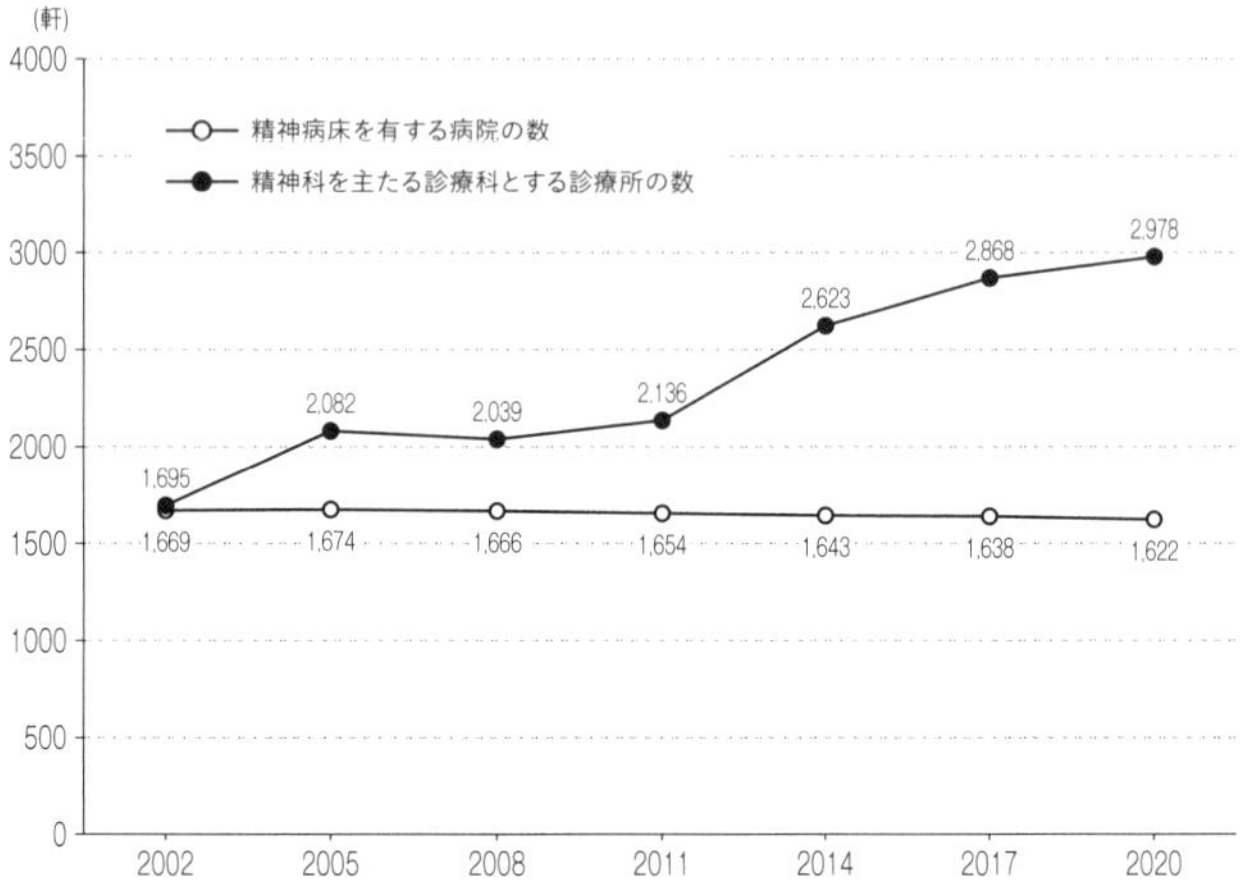

出典：厚生労働省「精神保健医療福祉の現状等について」

は、鬱病などの薬物療法のみで良くなりやすい患者です。５分から10分程度の短い診察で薬だけ処方するというスタイルで、一日60人程度の患者を次々に診なければ、精神科クリニックの経営は成り立ちにくいのです。特に東京などでは、月曜日の午前はA先生、午後はB先生、火曜日の午前はC先生と、パッチワークのようにアルバイトの医師で外来の枠が埋まっているクリニックがあると聞きます。そういうクリニックできめ細かな対応ができるとは到底思えません。

ただ、診察が長ければいいというわけではなく、大事なのは治るかどうか、不快な症状、生きづらさが軽くなるのかどうかです。全員が全員、長く話を聞く必要があるわけではなく、薬物療法のみで良くなる患者も多いので、短い時間で早く治してたくさんの患者を診る精神科医療も必要です。

薬だけでは治らず生活が安定しない人たちや、多職種のチーム医療が必要な人たちは、精神科病院の外来を訪れます。

なかでも最近増えているのが、思春期の子どもの相談です。不登校や引きこもり、学校や家庭での暴力やパニックなど外来を受診するきっかけはさまざまですが、薬を考える前にまずはカウンセリングからということになるので、チーム医療が欠かせません。

軽度の知的障がいがあった中学生の患者は、話すことが苦手で不登校が続いていました。外来に来たときにもまったく話すことができなかったので、言葉でのカウンセリングの代わりに箱庭療法を行いました。箱庭療法とは砂が敷かれた木箱の中に、人や動物、植物、建物、乗り物などのミニチュアを自由に並べていき、言葉にならない想いを表現してもらうという心理療法です。

彼女は２週間に１回の割合で外来に来て、心理職に見守られながら黙々と箱庭をつくって帰っていくということを繰り返していました。つくった作品について説明してもらおうとしても、言葉では説明できず、ただ黙って置いて帰っていくのです。

箱庭療法を続けるうちに、箱庭の内容は次第に変わっていきました。最初の頃は無秩序に物が置かれていましたが、回数を重ねるごとに整然としてきてストーリーが見えるようになっていきました。そのうちにぽつりぽつりと話すようになり、初診から1年半ほど経ったある日、高校への進学について尋ねると「行かない」と言われ、さらに「就職するから終わりにする」と言って、その言葉どおり、その日が最後の診療になりました。そして、中学校の紹介で就職先も見つかったと聞きました。

その1年半の間にどんな心の変化が起きたのか、正確なところは私には分かりません。しかし、心理職に見守られながら黙々と箱庭をつくっていった時間のなかで、混乱していた心が少しずつほぐれていったことは間違いありません。

早期発見・早期治療で生活と人生を守る

一方で、思春期の子どもであっても、薬を使って早めに症状をコントロールすることでその後の悪化を防ぎ、普通の暮らしを守れることもあります。

ある中学生の患者は、中学3年生の秋頃から具合が悪くなり、明るかった性格が人が変わったように黙り込み、会話がままならなくなりました。もともとは中学のなかでも成績の良い子が振り分けられる進学コースに所属していましたが、成績が下がって不登校気味になり、心配した母親が外来に連れて来たのです。

最初は心理職のカウンセリングを試しましたが、やはり会話は難しく、統合失調症が疑われたので抗精神病薬を処方しました。そうすると、薬を飲み始めてひと月経つ頃にはすっかり元に戻ったのです。そして、具合が悪かったときにはあきらめかけていた高校受験も無事に合格し、希望していた高校に進学することができました。

その後、薬を続けるかどうかは私も悩みました。母親は飲ませたくないと考えている一方、本人は薬を飲むと調子がいいため続けたいという考えでした。このときには本人の希望を尊重し、2学期が始まるまで量を減らして続けてもらうことにしました。というのは、夏休みを経て2学期が始まるタイミングで、登校につまずく子が多いからです。2学期が始まっても問題がなければ、またそのときに一旦やめて様子を見るのか、調子が良いのでそのまま続けるのか、本人と親と一緒に話し合って決めればよいと考えたのです。

最近ではあまりいわれなくなりましたが、統合失調症は以前、「破瓜型《はか》」「緊張型」「妄想型」の3つに分類されていました。

破瓜型は妄想や幻覚といった激しい症状は目立たないものの、言動や行動にまとまりがなかったり、意欲がなくなったりすることの多いタイプで、緊張型は激しい興奮状態と周囲からの刺激に著しく反応が乏しくなる混迷状態という両極端な症状が表れるタイプ、妄想型は名前のとおり幻覚や妄想が激しく出るタイプです。

このうち破瓜型は進行してから見つかることが多く、昔は3タイプのなかでも治りが悪いと見られていました。しかし今考えれば、はっきりした症状が出ないぶん、発症に気づきにくく治療開始が遅れたため治りにくかったものと思われます。緊張型、妄想型と呼ばれていたタイプの統合失調症は、初期に激しい症状が出るぶん、早いタイミングで医療機関にかかり、早くから治療が開始されるため、重症化することが比較的少ないということではないかと考えられるのです。

逆に、悪くなる前に気づいて治療を始めることができれば、破瓜型と呼ばれていたタイプも治りにくいわけではありません。結局は早期発見・早期治療が肝心で、治療を始めるまでの時間が問題だということです。

一般的に統合失調症は、幻覚や妄想などのはっきりとした症状が出る急性期の前に、「なんだかよく分からないけれどすごく怖い、なんでこんなに怖いの？」というような強い不安感に襲われる段階があります。発症の前触れのサインということで前兆期と呼ばれています。そのときに病気と気づかず、そのままにしていると、絶えず周囲が気になり、ほかの人が自分の噂をしているように感じられるようになるなど、妄想、幻覚が出てきます。しかし、前兆期の不安感のところでその不安を止められればそれ以上発展しないことが多いのです。そのことは、多くの患者を診てきたなかで私自身も実感しています。

最近では前述の中学生の例のように、非常に早いタイミングで相談を受けることが増えました。そうすると早期発見・早期治療で病気の芽を摘む可能性は高まります。その一方で、誤診があってはいけませんし、どこまで積極的な治療を行うべきかという別の問題も出てきています。

「こんな子どもにも薬を使うんですか？」と親から心配されることはしばしばあります。また、若いということはまだ脳も成長段階にあるため、私自身も薬の使用には一層慎重になり、その責任の重さをより意識しています。

しかし、今ある具合の悪さを放置してさらに悪くなり、学校にも行けなくなって家の中に引きこもる生活になったらもっと困ります。そのため、最初は丁寧に診察をしてカウンセリングを行います。そこで統合失調症が疑われ、カウンセリングでは効果がないことが分かったタイミングで、服薬で調子が良くなるのかどうかを見るべきです。

しかし、薬を飲ませたくないと考える親が服薬を躊躇し、次の診察の際に飲んでいないことを告げられることもあります。薬を飲ませないのも、お子さんを心配する気持ちからなので、飲んでいないことに対して咎めるようなことは決してしません。その代わり、学校生活はうまくいっているのか、物にあたったりすることはないかなど生活の様子を聞くようにしています。そして、具合が悪くて生活もうまくいっていないのであれば、「どうしますか?」と改めて尋ねます。

外来に来ても何もしなければ変わりません。本人がもっと話をしたいといえばカウンセリングをしますが、数回カウンセリングをしても何も変わらないようであれば、無駄に時間が過ぎるだけです。子どもにとっての時間は大人以上に貴重です。

例えば、2週間に1回外来に来てもらっているとしたら、6回目の受診のときにはもう3カ月が過ぎています。その間、ずっと学校に行けなければ授業にもついていけなくなり、友達付き合いも難しくなります。小学生や中学生は留年することもできないので、なおさら大変です。そういう意味では、児童や思春期の子ほど、早く治療を進めていい方向にもっていかなければいけません。

早めに病気の進行を食い止め、ストレスなく学校生活が送れるようになれば、勉強についていけなくなったり、友達付き合いができずにコミュニケーションが極度に苦手になったりといった二次的な問題も防げます。その後の人生を生きやすくするために、思春期ならではの体験をなるべく積めるように支えてあげるという視点も大事です。

オープンな対話が不安を和らげる

病気を進行させないという点では、最近、オープンダイアローグのようなものにも取り組み始め、効果を実感しています。オープンダイアローグはフィンランドのある病院で始まり、統合失調症の急性期のケア技法として発展してきたものです。本来は「初回の連絡があったときから24時間以内に治療チームを立ち上げ、対応する」などのルールがありますが、私の病院ではそこまで厳密に実践しているわけではないので、あくまでもオープンダイアローグのようなもの、つまりオープンな対話に少し取り組んでいるという段階です。
患者と家族、そして私と心理職の5人ぐらいのグループで行い、まずは患者本人の話したいことをみんなで聞きます。まとまりのない話になったり、辻褄《つじつま》の合わないことを言っていたりすると、つい親や私たちも口を挟みそうになりますが、ひとまず黙って聞きます。そして、その人がひととおり話し終わったら、話を聞いていた人たちが感じたことをまた自由に話し、周りの人はそれを聞くということを繰り返すのです。だいたい1時間を目安に行っています。

二十歳手前の若い女性患者が、統合失調症の前兆期の段階が疑われる「怖い、怖い」と落ちつかない様子で来たときにも、診察のなかでグループでのオープンな対話を取り入れました。その患者は、理由もなく怖くなるといって数週連続で家族とともに外来にやって来ました。家族の話では家でもそわそわと落ちつかず、今にも家から飛び出していきそうな様子とのことでした。薬を処方しても全然落ちつかず、両親もとても心配していて、かといって入院はさせたくないという話だったので、ひとまず心理職のカウンセリングを試みました。ところが、まったく会話にならず、それでもカウンセリングを希望していたので、本人と両親、心理職、私の5人で話をすることにしたのです。1回1時間ほどの対話を3回ほど行い、オープンに話を聞くと不思議なほどに症状が治まりました。

それが3年ほど前の話で、今でも時々調子が悪くなると外来に相談に来ますが、薬も常時飲んでいるわけではありません。調子が悪くなったときだけ受診しています。

こうしたことを経験しているので、あくまでも病気の発症初期に限りますが、オープンダイアローグで効果がある人は確実にいます。

統合失調症の場合、病状によってはオープンダイアローグ的手法が妄想を膨らませてしまう可能性があり、日本では一般的にあまり推奨されていません。しかし、妄想や幻覚といった症状が目立ち始める急性期の前の段階であれば、家族と一緒に話を聞き、本人が安心して話をすることができただけで良くなることもあります。このときに、私たち医療者だけが話を聞いて理解するのではなく、家族も一緒に情報を共有していくことが大事です。

ただし、日本では有効な治療法として認められているわけではないので、こうした取り組みを行ったからといって診療報酬上で上乗せされるわけではありません。あくまでも30分以上の通院精神療法、つまりは30分以上の診察という扱いになります。

症状が落ちついた先の人生が少しでも楽になるように

オープンな対話を取り入れてみようと考えたきっかけは、オープンダイアローグという手法がいいという話を聞いたことでしたが、すんなりと実践に移せたわけではありません。まずは講師を招いてオープンダイアローグのやり方を学ぶ勉強会を院内で複数回開催しましたが、テクニックの前にダイアローグの文化がないことに気づきました。

オープンダイアローグは、精神科の急性期患者のもとに専門家が訪れ、患者本人とその周囲の人々が一緒に話し合いを行うというものですが、急性期にはまず薬で症状を抑えるのが、現在の日本では一般的です。また、患者側にしても、初めて会う人たちにいきなり「オープンに話しましょう」と言われても戸惑いますし、そもそも具合が悪いのですからなかなか話をすることはできません。

そのため、勉強会を開いて職員に学んでもらおうと試みたものの、理解が追いつかず、患者を相手に実践しようという雰囲気にはとてもなりませんでした。それでも私は関心があったので、東京などで開かれる勉強会に個人で参加していました。そして、ようやく臨床現場で患者と家族を相手に実践し始めたのは、最初に勉強会を開いてから４、５年経ってからのことです。

医療は日進月歩で進んでいるので、精神科医療においても新しい治療法を取り入れることは大事ですが、容易ではありません。一般的な精神科クリニックでは、予約がいっぱいで診察待ちをしている患者に次から次に対応しなければならず、新しい治療法を取り入れるゆとりはなかなかありません。そのような状況を考えると、新しい治療法を取り入れていくことも精神科病院の役割です。私の病院ではオープンな対話だけでなく、良いといわれているものは積極的に取り入れています。

例えば、言語記憶や作業記憶、遂行機能などの認知機能を高めるための「認知矯正療法（ＮＥＡＲ：ニア）」というものがあります。統合失調症の患者を対象にした認知リハビリテーションで、私の病院では２０１３年からデイケアのプログラムの一つとして取り入れ、作業療法士や心理職が中心となって行っています。

統合失調症の人は薬で精神症状をコントロールできてもなお集中できない、やる気が出ない、うまくコミュニケーションがとれない、忘れっぽいといった問題を抱えている人が多いです。それは、病気による認知機能の低下が影響しているからです。

そこで認知矯正療法では、まず認知機能を刺激する30分から60分のコンピュータのゲームに取り組んでもらいます。その後、ゲームで取り組んだ認知機能が日常生活のどんな場面でどのように役立つのか、課題を改善するためにはどんな工夫をすればいいのかなどを参加者同士で話し合うグループワークを行います。私の病院では1回1時間半のプログラムを週に2回、計50回で1クールとしています。

ほかにも、「Wellness Recovery Action Plan」の略で日本語では元気回復行動プランと呼ばれる「WRAP（ラップ）」、患者が主体的にリカバリー目標を設定し、その目標達成に向けて必要な情報や技術の習得を目指す「IMR（疾病管理とリカバリー）」、社会生活で必要なスキルを訓練する「SST（ソーシャル・スキル・トレーニング）」などのアプローチも早くから取り入れ、デイケアや入院中のグループ治療の一環として行っています。

また、認知症デイケアでは、回想法や学習療法、音読などのほか、軽い運動をしながら計算やしりとりなどの認知課題に挑戦する「コグニサイズ」なども取り入れて、看護師、作業療法士、精神保健福祉士といった多職種でリハビリテーションを行っています。

病院に来る患者は重症な人が多いので、例えば認知矯正療法を１クール終えれば、劇的に認知機能が回復するかというと、残念ながらそうではありません。しかしながら、決して意味がないわけではありません。脳梗塞の後遺症に対するリハビリテーションもそうですが、病気を発症する前の状態に戻って百点満点のコンディションを保つことは難しくても、認知リハビリテーションに取り組むことで徐々に良くなっていきます。うまくいかなかったことが少し楽にできるようになったり、自分にできることを探してみようという意欲が出てきたり、少しずつ変化が見られます。

「○○ができるようになる」というはっきりとした変化ではないので、傍《はた》から見たら分かりにくいかもしれませんが、それによって少しでも社会への適応が良くなったり、楽になったり、苦しくない生き方ができるようになれば、本人にとっては大きな変化です。

薬物療法で精神症状を抑えるだけではなく、その先の人生が少しでも楽に生きられるようにサポートするのも、多職種が集まっているからこそできる治療・ケアだと考えています。

相談から入院まで
ワンストップで対応できる駆け込み寺に

これからの精神科病院は、大きな入院病棟で多くの患者を診るのではなく、入院病棟はダウンサイジングし、地域で暮らす精神障がい者や新たに精神疾患を発症した人が困ったときに、必要な医療を即座に提供できる場であるべきだと考えています。つまり、24時間365日相談ができ、そこに駆け込みさえすれば検査や病気の診断から薬物療法、カウンセリング、作業療法、認知リハビリテーション、デイケア、訪問看護、そして緊急の入院までワンストップでサービスを受けられるような場です。

精神科のクリニックでも、例えば、心理職によるカウンセリングも提供しているところ、デイケアを併設しているところ、認知矯正療法やWRAP、SSTなどを取り入れているところなどがあります。特にリワーク（復職支援）に力を入れているクリニックでは、心理職や精神保健福祉士なども在籍して、薬物療法だけでなく認知リハビリテーションなどの新しいアプローチも導入しながら、復職に向けたプログラムを組んでいます。

また最近では、自閉スペクトラム症や注意欠如・多動症（ＡＤＨＤ）などの発達障がい、軽度の知的障がいなどによって社会生活がうまくいかず、精神的に不安定になったりパニックになったりする人たちを専門に診ているクリニックもあります。そこでは、自前で就労支援施設を開設して、精神保健福祉士をはじめとした福祉系の職員を雇用し、多職種でサポートにあたっていると聞きました。クリニックに併設された就労支援施設で働くことがゴールではなく、一般就労につなげることを目指して支援をしている、新しいタイプの良いクリニックができていることは喜ばしい限りです。

ただ、そこに通っている患者や利用者が夜間や休日に具合が悪くなって暴れたり、パニックに陥ったりしても、すぐには対応できません。もし週末に具合が悪くなった場合、月曜日の朝まで待たなければいけないので、そういう意味ではやはり24時間３６５日多職種がいて入院機能をもつ精神科病院のバックアップが欲しいところです。

しかし、そうした多彩なクリニックがあるのは東京などの都会に限られています。都会であればリワークを専門としている、または発達障がいの支援を専門としているなど、特色のあるクリニックが存在し、患者側が賢く選べば、さまざまなサービスを受けることができます。それは良いことですが、利用する側が情報を探し、選ばなければならないのが難点です。自分（あるいは家族）に必要な支援は何かを知らなければ、自分にマッチするサービスにはうまくたどり着けません。そして、地方ではそもそもそうした特色ある精神科クリニックはほぼありません。

例えば、私は２０１１年の東日本大震災以来、福島県相馬市で精神科診療の応援をしています。震災の翌年にはメンタルクリニック「なごみ」を立ち上げ、1年間は院長として、週の後半は毎週福島に行っていました。クリニックの院長を退いた今でも月に1回、外来診療を続けているので、福島県浜通り北側の精神科医療事情は知っていますが、なごみのある相双地域（相馬市、南相馬市、相馬郡、双葉郡）には精神科や心療内科のクリニックは5カ所しかありません。それぞれに得意な治療があるわけではなく、鬱病、パニック障がい、適応障がい、不眠症、認知症といった一般的な精神疾患に対して薬物療法を中心に対応する、ごく一般的な精神科クリニックです。

沖縄もそうですが、地方では医療資源が限られているからこそ、精神科病院が多職種によるさまざまな治療、ケアをワンストップで提供し、地域に住む人を支えていかなければいけないと考えています。

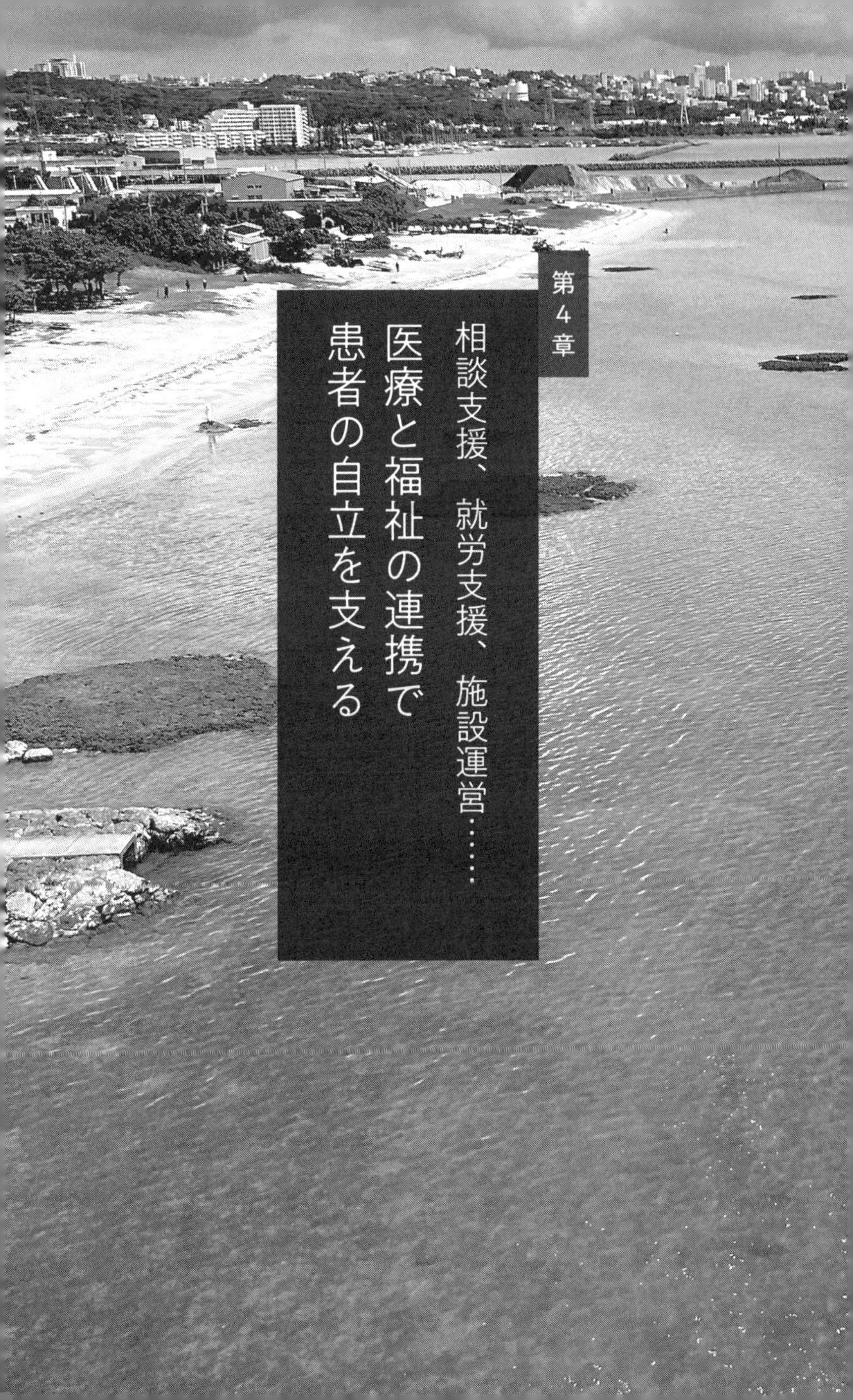

第4章

相談支援、就労支援、施設運営……

医療と福祉の連携で患者の自立を支える

チャレンジに失敗はつきもの

現在、精神科病院（精神病床）を退院した人の6割が自宅での生活に戻っています。しかし、病気をこじらせて入院に至った患者が周囲からのサポートもなく、家庭生活や社会生活に戻れるわけではありません。地域での生活がスムーズにいく人もいれば、うまくいかずに不安が募り、また精神症状がぶり返す人もいます。

無事に退院させれば医療の役目が終わるわけではありません。一人ひとりの患者が望む地域生活を安定して続けられるよう、医療と福祉が両輪となって支えていくことが肝心です。病院から地域に生活の場を移し新しいことにチャレンジすれば、失敗したり、そのために不安になったりすることは避けられません。精神疾患の有無にかかわらず誰しもあることであり、チャレンジした結果ととらえれば、必ずしも悪いことではないと私は考えています。

しかし、あまりにも具合が悪くなって動けなくなったり、自暴自棄になったりする事態は避けなければなりません。だからこそ、具合が悪化しないよう予防策を講じる必要があります。

その一つとして、患者が病院を退院するとき、あるいは何か新しい環境に身をおくときには、「こういうことが起きたら早めに病院に相談しに来てほしい」という話をするようにしています。「こういうこと」は人によってさまざまですが、具合の悪さが出やすい場所や具合が悪くなるときのサインがあり、それは毎回ほぼ同じなのです。

例えば、私はストレスを感じると喘息《ぜんそく》が出やすいタイプです。ほかにもストレスによって下痢をしやすい人、食欲が落ちる人などもいます。精神疾患のある人は、それがもっと深刻で、眠れなくなったり、食事がのどを通らなくなったり、薬が飲めなくなったり、しきりに周りの人の悪口を言うようになったりと、人それぞれのサインのあと、ガクッと具合が悪くなりやすいのです。

本人はそのサインを忘れていることが多いので、「前回、具合が悪くなって入院したときには、その前にこういうサインがあったよね。だから、こういうサインが出てきたらすぐに相談に来てね」とあらかじめ話をしておきます。

一方、どのような状況で具合が悪くなりやすいかがはっきりしていない場合、新しい環境にうまくなじむか、症状がぶり返すかは予測が難しいです。そのため、何かを始める際には、２週間に１回など少し頻度を高めて外来に通院してもらい、何かあったときにすぐに気づけるよう見守ることも一つの方法です。

退院後の生活を見守る「訪問看護」

精神科病院を退院後にどんなサポートが必要かは、その人の病状や病歴、年齢、それまでの生活スタイル、家庭環境などで変わります。比較的若くて、初めての入院であれば、特に福祉のサポートにつなげることなく、退院後は自宅に戻り、何度か通院してもらうというパターンが多いです。

そうした場合でも、問題なく自宅での生活に戻れる人ばかりではありません。家の中でずっと寝てばかりの生活になって何もしない人、不安になって大暴れする人など、いろいろなパターンを見てきました。そのため、心配な人がいれば、「自宅に戻ってからの生活が大丈夫か少し見たいから」と話して、訪問看護を行うようにしています。

私の病院には、看護師9人、作業療法士4人、精神保健福祉士3人の3職種、計16人で構成された訪問看護課があり、沖縄市を中心に北は恩納村、南は浦添市まで毎月750軒ほどを訪問しています。一般的に訪問看護師が一人で訪問するケースが多いですが、私の病院では看護師と精神保健福祉士、または作業療法士の２人体制を採用しています。訪問看護においても、多職種の視点を大事にしたいからです。

医療は病気を治すことが基本なので、医療職である看護師は、体調が悪くなっていないか、薬はちゃんと飲めているか、生活リズムが崩れていないかなど、悪いところを探しがちです。一方、精神保健福祉士は医療職というよりも福祉寄りなので、できることを探そうとします。この視点の違いに意味があります。

悪いところばかりを見ていると良いところは目に入らなくなりますが、悪いところばかりを指摘されるのは患者としてはつらいものです。かといって、良いところばかりを見ていると、悪くなっていくときに気づかず、悪化させてしまうことがあります。だからこそ、異なる視点をもつ多職種がチームを組んで訪問することが大事なのです。

作業療法士は評価が得意です。生活のなかでの困り事を見極め、洗濯、掃除、食事、買い物といった一連の動作のなかで、この患者は何が苦手で、どこに課題があり、その課題を生んでいる要因は何で、その課題を克服するために強みとなるものは何か……といった評価を行います。そして、どうすれば一連の動作がうまくいくようになるのかを考え、一緒に練習を行います。それに対して精神保健福祉士は、障がい福祉サービスに詳しいので、サービスを受けるのに必要な手続きを行ってくれたりします。

看護師一人で訪問するよりも、精神保健福祉士や作業療法士が一緒に同行することで、観察する視点が自ずと増えます。そうすると、その人をより正確に、全体的に見られるようになります。

「退院前カンファレンス」で地域の支援者につなぐ

訪問看護や通院で見守ることで、退院後の生活が問題なくいけばいいのですが、例えば、すぐに薬を飲まなくなって精神症状がぶり返し、問題行動を起こして再度入院するなど、退院後の生活がうまくいかないこともあります。そんなふうに、退院しても失敗して再び入院することになった場合、退院してもただ家に帰るだけでは同じことの繰り返しになってしまいます。そこで、デイケアや就労支援施設に通うなど、なんらかのサポートが必要になります。

また長年自宅に引きこもっていて、ようやく入院することになった人などは、そのまま自宅に退院すればまた引きこもり生活に戻ってしまいかねません。そのため、自立訓練事業所やグループホームなど退院する前に行き先を決めることが多いです。

精神障がい者の地域生活を支える福祉サービスは増えています。今では30万人超の精神障がい者がなんらかの障がい福祉サービスを利用して生活しています。私の病院の周辺でも、グループホームや就労支援施設などが、利用者が選べるほど増えました。

各就労支援施設で行える作業内容も、ハンドメイド作品の制作・販売から、パンや焼き菓子など食品の製造・販売、カフェでの調理や接客、清掃、梱包《こんぽう》・発送などの軽作業、データ入力などのデスクワークまで種類が増えて、その人に合ったものを選べるようになってきています。沖縄では野菜や果物の無農薬栽培を行っている就労支援施設もあります。

このような福祉サービスの利用を勧められる場合、退院のめどが立った時点で、退院後にお世話になる事業所の管理者やスタッフを招いて、退院前カンファレンスを開きます。患者本人と家族、そして病院のスタッフも一緒に、退院後の生活をどのように組み立てていくか話し合うのです。

退院する前に、退院後の生活を支えてくれる支援者につなげておくことは大事です。というのは、患者本人は退院後の支援が必要だと認識していないことが少なくないからです。福祉サービスを利用するかどうかは本人の自由ですが、家に帰るだけでは生活が安定せず、また調子が悪くなることが予想される場合、主治医としてはなんらかの支援を入れておきたいのです。病院側から紹介して、退院前から顔見知りになっておくと支援につながりやすくなります。

退院前カンファレンスに参加するメンバーは、入院に至った経緯や精神障がいの重さなどによって変わります。患者本人と家族、病院関係者、そして退院後に直接お世話になる福祉事業所やグループホーム、デイケアなどのスタッフだけでいい場合もあれば、もっと大人数になる場合もあります。

例えば入院前に引きこもり生活を長く送っていて、しかも家の近くを通った人に物を投げつけるなど、地域でいろいろと迷惑をかけていたといったことがあれば、保健所の保健師などにも来てもらいます。

私の病院は、医療観察法の通院処遇の指定医療機関にもなっています。重大事件を起こして入院処遇となった精神障がい者が通院処遇に切り替わるときに、病状が安定・回復して社会復帰できるように定期的な診察やデイケア、カウンセリングなどで治療・支援を行っています。

この通院処遇の対象者の場合、多くの関係者を集めたケア会議を毎月開きます。通院処遇の人には、地域の医療機関や行政機関などとのコーディネート役として、保護観察所の社会復帰調整官という専門職が必ず担当につきます。この人が、本人と家族、病院の医師、看護師、心理職、精神保健福祉士、デイケアスタッフ、市の障がい福祉や生活保護の担当者、保健所の保健師などを呼んでケア会議を行います。関係者が一堂に集まり、１カ月の進捗状況について情報共有を行うことが目的です。

加えて進捗を患者本人や家族の目の前で共有することで、患者や家族の不安を和らげ、少しでも地域生活に安心感をもてるようにすることも大事だと考えています。医療観察法の通院処遇になった人は、それまでにもいろいろな経緯があるので、「病状が安定したら一人暮らしを目指しましょう」などと告げても、ほぼ家族から反対されます。「そんな恐ろしいことを言わないでください。うちの子はとても無理です」と、やる前からあきらめていることがほとんどです。

家族はそれまで長い間、心配し続けてきたわけですから無理もない話です。ある患者は、高校生のときに統合失調症を発症し、被害妄想がありました。あるとき、道ですれ違った人ににらまれたような気がしたため、その人を殴って大けがをさせ、医療観察法の入院処遇となりました。その患者は以前から周囲の人とのトラブルが絶えず、アルバイトも続かず、一度は就職したもののまたもめ事を起こしてすぐに辞め、家族はずっと心配し続けていたのです。

入院処遇によって精神症状は落ちつき、無事に退院となりました。私の病院での通院処遇が始まったときには、まだ20代後半でした。まだまだ若いので、ゆくゆくは就労することを目指してまずは自立訓練事業所に入って生活能力を養うことから始めてもらったのですが、当初、両親は「何を言っているんですか？ 自宅で私たちが全部世話をしますから結構です」と、就労に向けたトレーニングにとにかく懐疑的でした。警察沙汰《ざた》を起こしてしまうほど症状をなかなかコントロールできなかったので、良くなることが信じられなかったのです。

その後、毎月のケア会議で情報を共有し、だんだんと変わっていく本人の姿を見て、半年が経った頃には両親の意識も変わっていきました。「もう私たちは来なくてもいいですか？」という言葉が両親から出たほどです。もう自分たちがすべて面倒をみなくてもやっていけるかもしれないと考えられるようになったのです。

退院前カンファレンスにしても、通院処遇のケア会議にしても、家族や患者本人の不安も共有し、できる限り不安を解消するとともに、地域で生活できるイメージをつくっていく場でもあります。

デイケアか？　就労支援施設か？

精神科病院に入院する人は、以前から体調が悪い状態が続いていて、なんとか自宅での生活を続けていたものの、徐々に悪化して家族では対処しきれなくなり、入院に至るケースが多いです。そのため自宅に帰すときにも慎重になります。ただ退院するだけでは心もとないので、日中の居場所としてデイケアか就労支援施設（主には就労継続支援事業所B型）を提案することが多いです。

精神科病院や精神科クリニックに併設している精神科デイケアは医療保険適用の医療施設である一方、よく作業所とも呼ばれる就労支援施設は福祉施設です。デイケアに週５日通うということは、医療機関の外来に毎日来てくださいということですから、具合の悪い期間が長かったり精神障がいが重かったりして、より医療が必要な人が対象になります。

また、デイケアは日中の居場所であると同時に、ＳＳＴやＷＲＡＰ、認知行動療法、認知矯正療法などにグループで取り組むなど、治療的な関わりがメインです。医療施設だからこそ、今よりも少しでも良くなるためにどうするかという観点を大事にしています。

一方、就労支援施設は医療機関ではなく福祉施設であるため、その人ができる作業をできる範囲で行うという考え方が基本で、認知機能や生活スキルを向上させることはあまり重視されていません。もちろん、作業を通してほかの利用者と仲良くなり、結果的に人付き合いの練習になったというケースも考えられますが、コミュニケーションを目的にはしていません。

つまり、今よりも良くなるためにどうするかを考え、治療的な関わりができるのがデイケア、今もっている力を活かす方法を考え、そのための練習をするのが就労支援施設です。

過去には就労支援施設の数が少なかったため、精神科病院を退院後に通うのはほとんどがデイケアでしたが、就労支援施設が増えた今はデイケアよりも就労支援施設を選ぶ人が増えています。デイケアに通うには費用がかかりますが、A型・B型の就労継続支援事業所であれば逆にお金をもらえるからです。賃金の有無は利用者にとって大きな違いです。

精神障がいを抱えて一般就労が難しくても、福祉的就労を行うことで経済的にも自立することができるようになってきたのです。以前は精神障がい者がお金を稼ぐという発想さえありませんでしたから、就労継続支援A型・B型はとても大きな変化を生みました。

また、デイケアは1年以上経ったら週5回まで、3年を超えたら週3回までという回数制限が設けられるようになりました。正確には、デイケアに通い始めて3年以上経つ場合、週4日以上利用するときには診療報酬を１００分の90に減算するというルールであって、不可能ではありません。しかし、これは、3年デイケアを続けても良くならないのであれば改善の可能性は低いのだからあきらめなさい、という厚生労働省のメッセージです。それでもゼロにはしなかったのは、今ある能力を維持するには週3日ぐらいは必要だろうと考えられたからです。

最初にこのルールが導入されたときには、デイケアでの治療効果を否定されたように感じ憤ったものです。しかし、治療効果という面から考えると、公的保険を使って延々と続けるわけにはいかないという理屈は理解できます。ただ、リワークに力を入れている精神科クリニックの先生たちは、週3日では会社に行く練習にならないので最後まで反対していました。

当時、3年を超えても続けることで良くなるという論文が出れば減算ルールはなくすと厚生労働省の担当者に言われましたが、いまだにそうした論文は出ていません。私の経験では、3年を超えても変わっていく人は確かにいますが、その変化は非常にゆっくりとしたものです。また、すべての人が変わるわけではなく、「もうここまでかな」と卒業させるべき人もいれば、「もう少し続ければもっと良くなるかもしれない」と感じる人もいるため、判断の難しさを痛感しています。

支える人の支えも、時には必要

精神障がい者が地域で安定して暮らしていけるように、地域生活を支えている支援者を医療が支援することもあります。

月に一度外来で診ている知的障がいの患者は、何度か少年鑑別所や少年院のお世話になり、今は地域のグループホームで生活をしています。暴力をふるうわけではないものの、知的障がいからくる認知機能の低さがあり、同じグループホームで暮らす仲間について虚偽の告げ口をしたり、急にどこかに行ってしまったりします。この患者に対し、グループホームでは職員が3、4人のチームを組んでサポートしています。1人で担当していると、職員のほうが参ってしまうからです。

その話を聞いた私の病院の心理職が、その患者には医療の支援が必要だと判断し、外来に連れてきたことから通院が始まりました。知的障がいのため薬物療法は効果がありませんが、放っておけなかったと話していました。

そうした経緯で2年ほど前から月に1回、グループホームの支援者と一緒に外来に来るようになりました。毎回、1カ月の振り返りを支援者と一緒に行い、心理職がカウンセリングし、精神科医である私が診察します。そうやって毎月診ていますが、薬はいっさい処方していません。ただ、医療者が定期的に関わることで、本人以上に支援者のサポートになると考えています。

時に、福祉サービスを利用しながら生活をしている精神障がい者が、突然支援を拒否するようになり、支援者が困ってしまうこともあります。

先日、軽度の知的障がいがあり、脳性麻痺《まひ》で車椅子生活をしている20代の患者が、突然すべての支援を拒否しだして困っているとのことで、相談支援専門員が本人を連れて病院に来ました。その患者は脳性麻痺による身体障がいのために入浴や排泄、着替え、食事、車椅子からベッドへの移乗など、日常生活のあらゆる場面でヘルパーのサポートが必要であるにもかかわらず、なぜかいっさいの介助を拒否し始めたのです。

ちなみに相談支援専門員とは、障がい者や家族の相談に応じ、障がい者が最適なサービスを利用できるようにサービス利用計画を作成したり、関係機関との連絡・調整を行ったりする専門家で、介護保険におけるケアマネジャー（介護支援専門員）のような存在です。彼女を担当している相談支援専門員は、もともと私の病院でケースワーカーとして働いていた人でした。そのため医療の知識もあり、「病院に行ったほうがいい」と気づいて連れて来たのです。

来院した患者に、抗精神病薬（統合失調症治療薬）を通常の使用量の5分の1の量を服薬させたところ、精神状態が落ちつき、ヘルパーのサポートを受けながら再び普通に暮らせるようになりました。この患者の場合、常に誰かの手を借りて生活しているため、どうしてもストレスがかかりがちです。その反動で、時に精神状態が悪化することがありました。ただし、本人は自分の状態が病的であるか、薬が必要であるかを判断することができません。そのため、信頼できる相談員や支援員から受診を勧められたら、病院に来るよう伝えていました。

とはいえ、すんなりと受診に至ったわけではなく、最初の受診までは数カ月かかりました。傍から見ると精神状態が悪化していても、本人は自分のことを病気だと考えていないので、最初の頃は受診を勧めても「嫌だ。行きたくない」の一点張りでした。相談支援専門員からは「病院に連れて行きたい」と相談を受けていたものの、本人が嫌だと言っているのに、無理やり病院を受診させるわけにもいきません。そんなやり取りを何カ月かしたあと、ようやく元病院スタッフの相談支援専門員と一緒に外来を訪れたのです。

薬を試して具合が良くなると、病院に行くといいことがあると認識したのか、少しずつ信頼関係が構築されていきました。それで、「毎日飲まなくてもいいから、支援員や家族に飲んだほうがいいよと言われたら飲んでね。薬がなくなったらまた来て」と伝えて、不定期で受診する方法をとりました。

この患者の場合は、常に薬の服用が必要なわけでも、統合失調症のように放っておくと症状が悪化して、思考が混乱し社会性が低下していくわけでもありません。ストレスがかかることで一時的に混乱してしまうだけなので、病院の外来に来ることだけが解決策とも限りません。しかし、一時的に薬の力を借りることで本人も過ごしやすくなりますし、ヘルパーなどの周りの支援者も楽になります。精神科医療の力が助けになることは間違いありません。

生活を支える専門家と相談し合える関係を

もともと私の病院でケースワーカーとして働いていた相談支援専門員だけではなく、地域で精神障がい者の生活を支えている福祉系の人たちは何か気がかりなことがあると、よく私に相談をします。特に、利用者の精神状態が悪化して福祉サービスの利用を拒否されたり、利用者が暴れて支援が難しくなったりしたときには、すぐに相談の連絡が来ます。

精神障がい者の地域生活は、医療と福祉の両輪で支えていく必要がありますが、日々の生活を支えているのはあくまでも福祉です。私たち医療側は、どのような環境であれば安定した生活が送れて、どのような状況で具合が悪くなるのかといったことを、日々の支援を行っている福祉関係者から教えてもらう立場です。そして、生活のなかで本人や支援者が何か困ったことがあったときには、薬を処方したり、カウンセリングを行ったり、本人の特性に合った関わり方や環境についてアドバイスをしたり、緊急時には入院を受け入れたりしてバックアップする役割だと考えています。

そのため、医療と福祉の両輪で支えていくには、困ったときに気軽に相談し合える関係性を築いておくことが肝心です。

ほかの地域の人に話を聞くと、そういう関係性がなく、福祉と医療の連携がうまくいっていないところもあるようです。私自身は、互いに相談し合える関係性を意図的に構築してきたわけではありませんが、いつの間にかそうなっていました。一つには、沖縄という土地柄が関係しているのではないかと考えています。

以前、沖縄で全国学会を開いたときに、会場で一人の患者が倒れたことがありました。そうしたら、駆けつけた人がすぐに「この人は○○病院に通っている人だよね」と気づき、その病院の人を呼んできてスムーズに対応できたということがあったのです。それだけコミュニティが狭いので、良くも悪くも情報の伝達が速く、それだけに顔の見える関係を築きやすいといえます。

また、私の医療法人では、平成のはじめの頃にはまだ地域に精神障がい者が利用できる福祉施設があまりなかったので、長期入院患者の退院を促進するためにグループホームと自立訓練事業所（当時は援護寮と福祉ホーム）、就労支援施設（同・授産施設）を設立しましたが、その後、制度の変化に合わせて名前や体制は変えてきたものの、あえてそのほかの福祉施設はつくらず、数も増やしませんでした。自分たちの医療法人で完結するのではなく、地域の施設にお願いする形をとってきたのです。そのことも、地域の福祉関係者と自然に連携がとれるようになった要因の一つです。

医療につなげるタイミングが大事

精神科の救急は一般の救急とは少し違います。ある日、夜中に突然具合が悪くなって暴れる、パニックに陥るというわけではなく、1、2週間ほど前からなんとなくそわそわしているなど、前兆があるのです。急に高熱が出た、胸が苦しくなった、交通事故に遭って大けがをしたなどの救急とは違います。それでも速やかな受診が必要ではあるので、精神科の救急医療や急性期医療が必要不可欠なのですが、そのときに「どのタイミングで医療にかかるか」も大事なポイントです。

就労支援施設やグループホームなどを利用している人の具合が悪くなったのに、福祉施設側でギリギリまで頑張って対応しようとすると、その間に周りの人たちにさまざまな迷惑をかける恐れがあります。たとえ短期間の入院で病状が落ちついたとしても、元いた場所に戻りにくくなります。そうすると行き場が一つ失われてしまいかねません。

そのため、悪化しすぎる前に早めに相談してほしい一方、逆に過敏になって、些細《ささい》なことですぐに「入院してください！」と追い出されてしまうのも困りものです。

まずは、精神障がいは症状が一定ではなく、環境や体調の変化などによって揺れ動くものなのだということを日々の生活を支えている福祉関係者に理解してもらうことが欠かせません。そのうえで、どういうときに医療につなげるかというさじ加減は、医療と福祉が連携を重ねながら一緒につくっていくべきです。

精神障がい者ほどオープン就労が理想

地域生活をバックアップするという点では、職場や学校に働きかけて環境調整を行うことも精神科医療の役割の一つです。

厚生労働省が２０２４年3月に発表した「令和5年度障害者雇用実態調査結果報告書」によると、障がい者の雇用は全体的に進んできています。この調査は5年ごとに行われていて、身体障がい者も知的障がい者も精神障がい者、発達障がい者も前回調査よりも雇用数が顕著に増えているのです。なお、この調査では5人以上を雇用している民間の事業所から無作為に抽出した約９４００事業所を対象にし、その結果をもとに全国の雇用数を推計しています。その結果は次のとおりでした。

・身体障がい者……52万6０００人（前回平成30年度調査では42万3０００人）
・知的障がい者……27万5０００人（同18万9０００人）
・精神障がい者……21万5０００人（同20万人）
・発達障がい者……9万1０００人（同3万9０００人）

こうした結果からも障がいを抱えながら地域で暮らしその人なりの人生を築いている人が増えていることが分かりますが、身体障がい者の雇用数と比べると精神障がい者の雇用数はまだ半数未満にとどまっています。障がいがある人の数自体は、内閣府の「令和6年版障害者白書」によると身体障がい者は436万人、精神障がい者は614万8０００人で、精神障がい者のほうが多いので、精神障がい者にとって民間企業などで働く一般就労はやや難しいことがうかがえます。

身体障がいは、傍から見ても分かりやすく、できることとできないことがはっきりしています。知的障がいも、もともともっている知的能力は変わりません。ＩＱが日によって揺れ動くわけではありませんから、その理解度に合わせて作業内容を細かく分けたり、サポートに入ったりすることで仕事ができます。

しかし、精神障がいは調子の良いときにはなんでもできる一方で、調子が悪いときには何もできなくなってしまうことがあります。そのため、周りの理解がなければ、働くことが難しくなりがちです。

私は、精神障がい者ほど障がいがあることを周りに伝えず働く「クローズ就労」ではなく、「オープン就労」が理想と考えています。つまり、「私はこういう病気でこういう治療を受けています」と周りの人に知ってもらったうえで、配慮のなかで仕事が続けられればよいということです。必要な配慮は人それぞれですので、どんな配慮が必要なのかはその人を診ている精神科医の意見を聞くべきです。

例えば、統合失調症であれば、具合が悪くなったら病院に行くことがいちばんのポイントです。職場の人が「具合が悪いときにはいつでも病院に行っていいからね」と本人に伝えて受診しやすい雰囲気をつくってくれると働き続けやすくなります。

指示の出し方を変えればうまくいく

精神疾患の原因の一つでよくあるのが、本人も周囲も気づいてはいなかったものの、実は軽い知的障がいをもっていたケースです。社会に適応しようと頑張って努力しているのにうまくいかず、何度もチャレンジと失敗を繰り返しているうちに鬱状態になり、だんだん鬱が深刻化していくことがよくあるのです。

知能指数を示すＩＱは、１００が標準で、そのプラスマイナス20ぐらい、つまりは80から１２０までが平均的といわれ、７、８割の人がその範囲内に入ります。そして、50から80までが軽度の知的障がい、30から50までが中等度、20から30までが重度、20以下が最重度の知的障がいといわれます。さらに最近では、線引きは曖昧ですが、70から80付近はボーダー（境界知能）と呼ばれるようになりました。

ＩＱ20以下の場合、読み書き・計算はできず、言語の習得もほぼなく、トイレに失敗したりするほどで、３、４歳の幼稚園に入る前後ぐらいのイメージです。ＩＱ20から30だと小学２、３年生程度、ＩＱ30から50だと中学生程度で、中学を卒業できても高校を中退してしまうかもしれません。ＩＱ50から70だと、なんとか高校まで卒業できるかなというイメージです。そしてＩＱ70から80のボーダーの場合、大学入学は難しいという程度です。

もちろんＩＱが１２０を超える、いわゆる天才と呼ばれるような人たちにもいろいろな生きづらさがあります。しかし最もつらいのは、実はボーダーの人たちです。

重度または中等度の知的障がいであれば、親や学校の先生などが早い段階で周りの子との違いに気づきます。そうすると、小学校から特別支援学校や特別支援学級に通うことになり、本人も違いを自覚し、早いうちから自分なりの人生を探すことができます。

一方で、ボーダーの人たちは特別支援学校や特別支援学級に行くほどではなく、ボーダーという特性に気づかないまま成長して、成績は悪かったとしても、高校までは周りの友人らと一緒に進学していきます。ところが大学に入ったり、社会に出たりすると、自分だけついていけなくなって、うまくできないことが増えるのです。

一生懸命努力しているのに、どうして自分は周りの人と同じようにできないのだろうと、つらい気持ちを抱えながら頑張って適応しようとしてはうまくいかずに落ち込み、また頑張っては落ち込むという体験を何度も繰り返しているうちに鬱病になりやすいのです。そうして精神科にかかる人は多くいます。

外来で診察や心理検査を行い、鬱病の背景にボーダーゆえの生きづらさがあることが分かれば、その人の特性に合わせた仕事のやり方について、本人と、本人に関わる人たちに伝えます。そうするとうまくいかないことを減らすことができます。

以前、製造業に従事している人が指示された仕事をこなせないということで、親戚でもある職場の上司とともに相談に来たことがありました。大して難しくないはずの仕事を振ってもうまくこなせず、何かメンタルに問題があるのではないかと相談に来たわけです。

ＩＱを測ったところ60程度で、軽度の知的障がいでした。この場合、「これ、やっておいてね」といった曖昧な指示ではやり遂げるのが難しいのです。「これ、お願いね」「これ、やっておいてね」などと言われた場合、頭の中でいくつかの作業に分解して、その段取りを自分で考えて進めなければいけません。知的障がいがある人はその段取りを考えることが難しいので、曖昧に指示を出されると「はい」と返事はするものの、どうしていいか分からずフリーズしてしまいます。「『はい』と返事はするのに動かないんですよ」と、上司の人は言っていましたが、動かないのではなく、動けないのです。

そこで、「この仕事をこの手順でやってね」と、もっと具体的に指示を出してもらうように上司にお願いしたところ、うまくこなせるようになり、その人は仕事を続けることができました。

働き方の〝普通〟が変われば、誰もがもっと生きやすくなる

職場の上司に連れられて外来に来た人もいました。「この子は何もできないんです」と上司は困り果てていましたが、その人のＩＱは正常値でした。しかし、注意欠如・多動症（ＡＤＨＤ）があり、指示されたことを不注意で次々と忘れてしまうため、ミスが多く、仕事がうまくいかなかったのです。

この人の場合は、ＡＤＨＤに有効な薬を処方したところ、ミスも減り、職場で叱られることも減り、働きやすくなったと報告を受けました。本人は子どもの頃からずっと忘れっぽい性格だと考えており、それが発達障がいに起因しているとは想像もしていなかったのです。

ＡＤＨＤなどの発達障がいにしても、軽度の知的障がいやボーダーにしても、大人になるまで気づかず、なんとなく生きづらさを抱えたまま就職して働き始めたものの、うまくいかずに悩みに悩んで精神科に来る人は多いです。その人の特性に合った働き方ができれば働き続けることができるので、企業側には主治医の意見を参考に必要な配慮をしてほしいと考えています。

最近のテレビCMを見ていると、日本人の働き方が心配になります。「忙しくて十分な睡眠をとれないときは、抗疲労成分の入ったサプリメントを飲んで疲れをとりましょう」といったメッセージをよく見聞きします。そんなに疲れているのなら休めばいいのに、と不思議でなりません。

日本人には、みんな同じように一生懸命働かなければいけないという強迫観念のようなものがあります。そうすると、同じように働けない人は病気になりかねません。特に今は、昔以上に仕事が高度化して、求められるスキルが高くなりました。そうしたなか、以前であれば精神疾患、精神障がいとはいわれなかった人たちも、そういわれるようになってきているのです。

毎日しっかり働きなさい、疲れていてもサプリメントでドーピングしてでも明日に備えなさいと追い込んでいるように見えます。疲れていたら休んで、ちゃんとワークライフバランスをとって一人ひとりに合った働き方で働くことが普通になれば、精神障がい者だけではなく誰もがもっと生きやすい世の中になります。

障がいからくるストレスが犯罪に向かないように

知的障がいのボーダーや発達障がいなどがある人は、学校や職場など社会生活においてストレスにさらされやすく、鬱になる人、統合失調症のように幻覚・妄想が出る人もいれば、時には犯罪に手を染めてしまう人もいます。私は２０００年から拘置所の嘱託医をずっと続けていて、そういう人たちをしばしば診てきました。

拘置所の前には刑務所の嘱託医も経験しましたが、刑務所の場合、２００～３００人の受刑者がいて、すでに病名も処方箋も確定しています。それに対して拘置所は、警察に逮捕されて検察官のもとに送致され、刑事裁判の判決を待つ人たちが勾留される場です。そういう人たちのなかには、逮捕される前に地域の医療機関で精神科の薬を処方してもらって服用している人もいますが、本当に病気かどうかは分かりません。

例えば、違法薬物関連で捕まった人は、具合が悪い、眠れないといっても、その違法薬物に原因があることが多いのです。かといって、その人たちは違法薬物を使用していることは医療機関では言いません。そのため、本当の理由に気づかずに病名がつき、薬が処方されていることは多々あります。

覚醒剤を使えば眠れなくなるのは当たり前ですし、覚醒剤で一瞬元気になったような気がしても、何回か立て続けに使えば疲れ果てて鬱のようにもなります。それで使用量が増えれば統合失調症のように幻覚や妄想も出てきます。また、薬物だけではなくアルコール依存症で飲酒時に暴力事件などを起こしてしまった人なども少なくありません。薬物依存症の人もアルコール依存症の人も、拘置所では当然薬物もアルコールも服用できませんから、離脱症状で精神が不安定になることもあります。

そういう人たちが刑事裁判を受けられるように健康管理を行うのが、拘置所での精神科医の主な役目です。刑務所よりも一人ひとりをしっかり診て、診断をしたり最低限の薬を処方したりすることができます。

そうすると、もともと発達障がいや知的障がい、精神障がいを抱えていて、その生きづらさの反動として犯罪に走ってしまったのではないかと気づくこともあるのです。

以前、少年鑑別所で大麻を吸って捕まった高校生と出会いました。学生でそんなにお金もないはずなのに、なぜ大麻に手を出したのだろうと不思議で、話を聞いていると明らかに統合失調症でした。

少年鑑別所は、罪を犯した未成年の少年を原則1カ月預かって、家庭裁判所で最終的な審判を行うための鑑別を行う施設です。つまり、医療につなげるのか、家に帰すのか、少年院に送るのかといった処遇を決めるために観察するわけです。そのなかで精神疾患が疑われる言動があると、精神科医が呼ばれます。今は別の医師が行っていますが、私も以前に2年ほど嘱託医として行っていました。

そのときに出会ったのが先の少年で、「あなたは統合失調症という病気だから病院に来なさい」と話し、少年鑑別所を退所後に私の病院に通うようになったのです。最初の頃はなかなか精神症状が落ちつかず、幻覚や妄想もひどかったのですが、3年ほど経ってようやく落ちついてきて、今では通院を続けながら普通に生活を営んでいます。

少年鑑別所という場所で早めに病気に気づき、精神科医療につながって回復することができたので、私としても良かったなとほっとしました。

ただ、ここで誤解してほしくないのですが、精神障がい者が犯罪を行いやすいという話ではありません。それは統計からも明らかです。

法務省が公表している「令和5年版犯罪白書」によると、2022年に刑法を犯して検挙された人は16万9409人で、そのうち精神障がい者または精神障がいの疑いのある人は1344人でした。つまり全体の0・8%です。1%もいません。

一方、精神障がい者の全体数は614万8000人と推計されています（内閣府「令和6年版障害者白書」）。これは総人口の約4・9%です。これらの割合を比べれば、精神障がい者が犯罪を行いやすいということは決してなく、むしろ精神障がいがない人よりも犯罪に走る人は少ないといえます。

しかし、犯罪を行ってしまったあとで拘置所や刑務所、少年鑑別所などで精神障がいが見つかる人がいることは事実ですし、なかには刑務所と病院を行ったり来たりしているような人も時々います。注意欠如・多動症や自閉スペクトラム症、軽い知的障がいなどがあって生きづらさを抱えている人に早めにサポートが入れば、ストレスへの反応の一つとして犯罪に走ってしまうことを防ぎ、その後の人生を救える可能性はあると考えています。

昔の精神科病院で起きたことが学校でも起きている

早めのサポートという点では、最近では小学生や中学生、高校生といった児童・思春期の子たちが学校に行けなくなったり、学校でトラブルを起こしたりして親とともに相談に来るケースが増えています。子どもの場合、親や学校が対応に困って医療機関につながることが多いのです。時には学校に赴いて主治医の立場で意見を伝えることもあります。

ある高校生の男の子が、学校で交際相手の女子生徒に暴力をふるったために停学処分を受け、さらに家でも母親へのDVが始まったため、両親とともに私の病院の外来を訪れました。暴れて母親に暴力をふるい、警察を呼ぶほどの騒ぎになったこともあったのです。

このときには、診察をするとともに、本人と両親のそれぞれに心理職をつけてカウンセリングを行いました。また、注意欠如・多動症（ADHD）も疑い、代表的な治療薬を3種類試しました。しかしまったく合わず、かえって具合が悪くなり、イライラして壁を叩くようになったのですぐに中止しました。ADHDのような発達障がいでもなければ、精神疾患というわけでもなく、思春期心性と呼ばれる思春期ならではの心の不安定さに起因していたのです。

そして新学期を迎える頃に復学について学校側と話し合うということで、私も主治医として母親とともに学校に赴き、話し合いに参加しました。私から見れば悪い子ではなく、不器用で混乱しているだけなのですが、学校側は、問題児としか見ていないようで絶対に暴力はふるわないという保証がなければ復学は認められないという考えでした。

できる限り落ちついた状態が続くように、必要最小限の抗精神病薬を使ったり、「次に暴れて問題を起こしたら入院になるよ」と釘《くぎ》を刺したりしてトラブルを未然に防ぐようには努めますが、それでも復学してみなければ分からないわけですから、100％の安全を約束することは不可能です。それなのに100％を求めていたら、いつまで経っても復学はできません。そう主張して、復学できるよう後押ししました。

学校側としてはほかの生徒の安全も守らなければいけないので、心配する気持ちは分かります。しかし、心が不安定になって一度でもトラブルを起こしてしまい、元いた場所に戻れないとなると、それは昭和の時代の精神科病院と同じです。地域に居場所がなかったために病院に長期入院せざるを得なかった頃と構図としては変わらないわけです。

精神障がいがあっても地域で生きていくというふうに変わってきたとはいえ、まだまだ目に見えないバリアは残っています。そのなかで本人が社会生活に戻れるように調整することも精神科医療の役割です。クリニックでもやっているところはありますが、そこまでの余力があるクリニックは少ないのが実情です。こうしたことも主に精神科病院が担うべき役割だと考えています。

聞く文化を広げる「琉球ダイアローグプロジェクト」

精神科の外来に相談に来る子どもは、家庭や学校だけでなく、スクールカウンセラーが介入しても解決せず、いよいよ問題が悪化してどうにもならなくなって受診します。本来であれば、大ごとになる前に対処できればいちばん理想的です。そのために、私は「聞く」ということをもっと大事にしてほしいと考えています。

先日、山形県の小学校でスクールソーシャルワーカーとして働いている人と話をする機会があったのですが、その人も対話や話を聞くことを小学校低学年のうちから練習しているとのことでした。スクールカウンセラーは問題のある子に一対一で対応するのが主な役割ですが、スクールソーシャルワーカーは個別の対応ではなく、マスに対応していじめや不登校といった問題が起きないような環境づくりを行う役割です。

その一環で、小学1、2年生を対象に対話サークルをつくって、1グループ5人で対話をする練習をしているそうです。また、学校の先生向けに聞くことの練習も行っているとのことでした。

その話を聞いて、以前観た『こどもかいぎ』という映画が頭をよぎりました。子どもたちが会議をする保育園を1年にわたって追いかけたドキュメンタリー映画です。どうして生まれてきたのか、どうして喧嘩をするのか、家族ってどういうことなのかなど、答えのない問いについて輪になって子ども同士で自由に話し合ううちに、子どもならではの自由な発想が飛び交います。機会があればぜひ観てほしい映画です。

私も「琉球ダイアローグプロジェクト」という、対話の文化、聞く文化を養う取り組みを2018年から始めています。オープンダイアローグは精神科の救急で取り入れられたアプローチですが、人の話を聞くという文化を医療だけではなく教育や福祉にも広げていくことができれば良い効果があるのではないかと、地域の医療・福祉・教育関連の人たちに声をかけて始めたものです。端的にいえば、話を聞く練習を行っています。

というのは、人は相手の話を聞いているようで聞いていないことが多いのです。ほとんどの人が、相手がまだ話している途中で「あー、分かった、分かった」と相手の言葉を遮り、自分の話をし始めます。それは専門職でも同じです。

琉球ダイアロークプロジェクトでは、「琉球ダイアローグ研究会」と称して月に１回平日の夜に参加者同士で学び合う会を開くとともに、年に２回講師を招いて学ぶ「ダイアローグ・スキルアップ研修会」を開催しています。当初は実際に集まって対面で行っていましたが、新型コロナウイルス感染症の流行を受けて２０２０年、２０２１年はオンラインに切り替え、現在も、リアル開催とオンライン開催を織り交ぜながら続けています。本来はリアルに対面して行ったほうが面白いのですが、終業後に毎月リアルに集まるのは大変です。続けることが肝心と考え、オンライン開催も取り入れています。

対話の方法には「早期ダイアローグ（アーリー・ダイアローグ）」や「未来語りのダイアローグ（アンティシペーション・ダイアローグ）」といったいくつかのアプローチが開発されていて、研究会・研修会ではそうしたテクニックを参加者同士でロールプレイをしながら練習しています。

早期ダイアローグは、支援者が支援をしながら心配事が出てきたときに早い段階で関係する人たちを集めて対話をするという手法です。支援者自身が問題に対してうまく対応できていないと感じたときに、「助けてください」と周りに協力を求めるための対話なのです。

早期ダイアローグのロールプレイでは、とにかく困っていることを聞きます。

3人ほどで行い、1人が困っている支援者役になって何に困っているのかを話し、1人は聞き役、もう1人はファシリテーター役を務めます。困っている人が話し終わったら、ファシリテーター役が聞き役に「今の話を聞いてどうですか?」と感想を求め、その感想に対して「今の話を聞いて、どんなふうに感じましたか?」と心配事を話してくれた人にさらに感想を求めるという形で、対話を繰り広げていくのです。

一方、未来語りのダイアローグは、抱えている問題が解決している1年後の未来に行ったつもりになってみんなで振り返ろうというユニークな手法です。これは、組織開発の分野でよく使われていますが、子どもの不登校などでも活用することができます。

子どもがどうしても学校に行けず、親は怒っているといった膠着《こうちゃく》した状況があったときに、問題が解決してうまくいっている未来をみんなで想像してみます。そして、その未来に立ったつもりになってそこに至るまでにはどんな人がどんなサポートを行ったのか、未来の視点から振り返っていきます。問題が解決した未来から振り返ることで、膠着していた状態がほどけて、打開策が見えてきます。

ちなみに、これらの手法は、オープンダイアローグ同様にもともとはフィンランドで開発されました。フィンランド人は、日本人に似ていて、まじめで口数が少ない人が多いといわれています。そうした国民性も関連しているのか、かつては自殺率が高く、特に冬季における男性の自殺数が目立っていました。

男性は冬場にトナカイの猟に出るのですが、トナカイが獲《と》れるまで何日も薄暗い雪の中で野宿をします。そうすると、夜中に寂しくなってライフルで頭を撃ってしまうことがあるそうです。そこで、「寝るときにはライフルの弾は外して寝ましょう」と呼びかけ、自殺の手段への物理的アクセスを低下させようと試みたところ、自殺者数が３割も減りました。

もちろん、それだけではなく、鬱病やアルコール依存症をスクリーニングして適切な治療を促す、自殺報道に関するガイドラインを作成するといったさまざまな取り組みも相まっての結果です。１９９０年には人口10万人あたりの自殺者数は30・４人だったのが、２００５年には20・５人にまで減りました。

早期ダイアローグ、未来語りのダイアローグといった対話の手法も、こうした背景のなかで生まれてきたものです。対話を意識的につくることで文化として定着させようと試みて、フィンランドのなかでもうまく定着した自治体もあればそうでない自治体もあるようですが、うまく定着した自治体では良い効果が出ているからこそ、世界に発信して広がっているのです。

「聞く」は生きる力を引き出す

私は、琉球ダイアローグプロジェクトを特に教育分野に広げたいと考えています。というのも、問題がこじれて病院の外来に相談に来るような子どもたちは、自分の意見を話せない子が多いからです。不登校に陥っている子も、暴力などのトラブルを起こした子も、自分のことをなかなかうまく話せません。

自分の内側にあるものを表に出す勇気がない、話すことに慣れていない、自分の気持ちを伝えることが怖い、正直に話していいのか躊躇してしまう、心の内を見ないようにしているなど、うまく話せない理由はいろいろありますが、共通して、普段から子ども本人が話したいことを話せていないように見えます。

最初は自分のことをうまく話せなかった子どもたちも、心理職がカウンセリングのなかでゆっくりと丁寧に話を聞いているうちに、ぽつりぽつりと語り始めます。そして、「自分はこう考えているんだ」と言えるようになってくると、不登校などの問題も自然に解決することが多いです。

自分が考えていることを安心して話せたというだけで、その子、その人にとって力になるのです。幼児や小学校低学年の子は、「どうぞ、考えていることをなんでも話して」と言われても急には話せませんから、周りの大人が意識的に聞いて、引き出してあげる必要があります。

私たちが琉球ダイアロ―グプロジェクトで練習しているのは、話を聞いて相手を説得するものでもなければ、相手を変えようとして話を聞くわけでもありません。単に相手が話したいことを安心して話せるようにしっかり聞くという練習です。

言葉にすると非常にシンプルなことですが、そういうふうに聞くことで安心して意見を伝えられればそれが生きていく力につながり、互いに聞き合う文化が地域に根付けばいろいろなことが良い方向に変わっていくのではないかと考えています。それこそ、家庭や学校で聞くということがしっかり根付いたら、自分の心の内が話せなくなって精神科の外来に駆け込むほど問題をこじらせる子も減っていきます。

今、福島や岡山でもダイアロ―グプロジェクトが始まっていて、奈良では私たちが琉球ダイアローグプロジェクトを始める前から奈良ダイアローグという取り組みを続けています。いろいろな地域で少しずつ広がりつつある対話の文化、聞く文化を大切に育てていきたいと考えています。

最初の相談をする場所に見立ての機能を

もう一つ、これから各地域につくっていかなければいけないと考えているのが、相談窓口です。具合が悪い人、落ち込んでいる人が、自分は医療が必要な状態なのか、福祉が必要なのか、そのなかでもどういう支援が必要なのか、正確に判断することはできません。だからこそ、心の問題で困ったときにはここに行けば大丈夫という相談窓口が必要です。

現状でも相談窓口がないわけではありません。いのちの電話やこころの電話のような電話相談もありますし、地域の社会福祉法人やＮＰＯ法人などが運営している相談窓口もあります。しかし、そうした窓口には医療の専門家はいません。相談を受けた人が「この人は精神科に相談したほうがいいな」と考えなければ、医療につながらないのです。

例えば、パートナーからのＤＶに悩んでいて、女性シェルターを転々としている女性がいたとします。パートナーからいかに離れるかという相談には乗ってもらえても、その人が幼少期に虐待を受けていて、その傷が癒えないまま大人になり、いびつな人間関係を繰り返しているとしたら、パートナーから逃げるだけでは根本的な問題解決にはなりません。本人も気づいていないけれど、実は精神科のサポートが必要というケースがあるのです。

以前、人権団体の方から依頼されて診た人がまさにそうでした。ある宗教団体で何十年も監禁されていて、洗脳されていろいろな薬を飲まされて怖くなって外国を転々としていたという話でしたが、どうして沖縄にたどり着いたのかは分からず、英語を話せるようでもありません。どうも辻褄が合わないのです。

統合失調症による幻覚・妄想と考えると、辻褄が合います。その人には身内が誰一人いなかったため、事実確認はできませんでしたが、病気を発症していろいろな妄想や幻覚に襲われて怖くて逃げ回って生活をしてきたのだろうと推察できました。

この人は、病院に来る前はあるシェアハウスに住んでいました。そこのシェアハウスは毎晩喧嘩があったり、暴れる人がいたりしてとても落ちついて暮らせる環境ではなかったようで、たまたま人権団体を通じて私の病院につながったのです。今は、私の法人のグループホームに移って生活を立て直しつつ、外来で診察を続けています。

本人は薬には抵抗があり、処方している抗精神病薬を飲んだりやめたりを繰り返していました。薬の服用をやめると具合がかなり悪くなり、再び飲み始めると調子が良くなるので、抗精神病薬が効いているということはやはり統合失調症なのです。明らかに現実とは異なるおかしなことを言っていれば幻覚や妄想だと分かりやすいです。しかし、この人のように「ある宗教団体に洗脳されて、閉じ込められていた」など一見ありそうな被害妄想だと、それが現実の話なのか、妄想なのか、一般の人には判別がつきにくいです。

専門家が専門性を絶やさずにいられる相談窓口を

精神科医療の専門家が窓口にいて相談に乗ってくれるところといえば、保健所の精神保健相談ですが、保健所は一般の人にとって身近な場ではありません。例えば、家族が引きこもり気味で困っている、気分が落ち込んで眠れない、産後に気分が落ち込み食欲がないなどです。このように、病気とまではいえないけれど困っているときに保健所に相談に行こうと考えつくかというと、ほとんどの人は無理です。保健所の精神保健相談というのは、明らかに悪くなってどうにもならないときに助けを求める場所というイメージです。

心の問題を疑ったときに一般の人がまず考えるのは、精神科や心療内科のクリニックに相談することですが、本人が病気だと考えなければクリニックに行こうとはしません。かつ、ほとんどのクリニックは予約制で、しかも通院中の患者で外来がいっぱいのため新規の予約は１、２カ月待ちになると聞きます。

一方で、病院の外来も、困ってはいるものの精神疾患かどうか分からないようなときには訪れにくいものです。困ったときにすぐに相談ができて、精神科医療の専門家が常駐していて必要に応じて医療にも福祉にもワンストップでつなげてくれるような窓口は実はないのです。

そこで、「にも包括」こと「精神障害にも対応した地域包括ケアシステム」では、精神障がいの有無や程度にかかわらず、誰もが困り事を抱えた際に相談しやすい地域づくりを進めていくために、市町村が分かりやすい相談窓口を整えることとなりました。そして、２０２４年４月に施行された改正精神保健福祉法では、市町村が実施する精神保健に関する相談支援は、精神障がい者だけではなく、精神保健に課題を抱える人も対象にできるようにすることが明記されました。

「精神保健及び精神障害者福祉に関する法律」
（精神障害者等に対する包括的支援の確保）
第46条
この節に定める相談及び援助は、精神障害の有無及びその程度にかかわらず、地域の実情に応じて、精神障害者等（精神障害者及び日常生活を営む上での精神保健に関する課題を抱えるもの（精神障害者を除く。）として厚生労働省令で定める者をいう。以下同じ。）の心身の状態に応じた保健、医療、福祉、住まい、就労その他の適切な支援が包括的に確保されることを旨として、行われなければならない。

（相談及び援助）
第47条 （第1〜4項略）
5 都道府県及び市町村は、精神保健に関し、第46条の厚生労働省令で定める者及びその家族等その他の関係者からの相談に応じ、及びこれらの者に対し必要な情報の提供、助言その他の援助を行うことができる。

このように市町村が責任をもって精神保健のニーズのある人に広く対応できる相談支援体制を整えることになっていますが、果たして市町村に本当に可能なのか、対応できる専門家がいるのか、私は懸念しています。

そもそも市町村の担当者は、２、３年ごとに変わります。担当する人によって、良かったり悪かったりでは困るのです。心の問題は非常にデリケートで、10年、20年と経験を積んで専門性を身につけた人だからこそ対応できるのであって、数年に一度異動のある公務員が十分な知識のないまま適切に仕分けができるわけがありません。はっきり言って、市町村だけで相談窓口を整備するのは不可能です。

精神科医療の専門家が一緒になってつくらなければ、本当に意味のある相談窓口は実現しません。私は、それこそ精神科病院を活用すべきだと考えています。せっかく地方も含めて全国津々浦々にすでに精神科病院があり、精神科医療の専門家が集まっています。なおかつ、入院医療のニーズが減ってきたことで入院ベッドは減少傾向にあり、余力ができつつあるので活用しない手はありません。

私は、タコが8本の足を伸ばすように、精神科病院が地域のあちこちに専門家を派遣して相談に応じればいいと考えています。つまり、専門家として十分に経験を積んだ職員を市町村の窓口に派遣するのです。その際、大切なのは、相談に対応する人が常に専門家であり続けられるような仕組みをつくることです。

「市町村が精神科医療にたけた専門家を雇えばいいじゃないか」という声もありますが、相談窓口のみを担当するようになったら、その担当者はそれ以上、専門的な経験を積めなくなりますから、いずれ専門家ではなくなります。少なくとも専門性は磨けず、知識も経験もブラッシュアップされなくなります。

だからこそ、精神科病院が専門家を派遣する形のほうがいいと考えています。普段は精神科病院で専門的な経験を積んでいる人が、ジョブローテーションの一環で、市町村に出向し、3カ月なり半年なり相談窓口を担当する形であれば、常に専門性が損なわれない仕組みをつくることができます。長くても1年で交代するようなイメージです。

ただし、精神科病院の職員が相談に応じることで、なんでも〝患者〟としてしまうことは良くありません。精神疾患を見落とさない一方で、過剰に医療の対象としないことも大事です。その点は、多職種が集まっているという強みが活きます。精神科病院には医師や看護師といった医療職もいれば、精神保健福祉士などの福祉寄りの職種もいますから、対応に困ったときには、病院に持ち帰って、多職種で話し合うことが可能です。

また、昔の精神科医療は困ったときには薬を使用する、薬物療法一辺倒な考えでしたが、今はカウンセリングや、認知矯正療法やＷＲＡＰなどのグループ治療など、さまざまな治療アプローチがあります。そういう意味でも、その人に合った支援を提供しやすくなっています。

課題があるとすれば、費用です。精神科病院から自治体の窓口に職員を派遣する際に、その人件費はどこがもつのか、という点です。

これまで精神科病院は、入院収入が多かったので、入院で上げた収益でプラスαのサービスを行ってきました。例えば、私の病院では、認知症の人や家族の相談に応じるために認知症カフェを月に一度、院内で開いているほか、年６回は地域の集まりに参加して出張型の認知症カフェも行っています。その費用は病院の持ち出しですが、それが可能なのは入院収入が十分にあるからです。また、外来や訪問看護で必要に応じて多職種によるチーム医療を提供できるのも、入院で利益が出ていたからです。

しかし本来、入院の収入は入院医療を充実させるために使い、入院患者に還元するのが基本です。そして今後、入院が少なくなっていくことを考えると、入院収入で地域の相談窓口に派遣する人件費を賄うことはもはやできません。

そうなると、各自治体に財源を確保してもらうしかありません。地方では精神科病院は3～4市町村に1カ所程度しかないため、その3～4つの自治体が費用を分担し合う形であれば、十分に実現可能ではないかと考えています。

健康と病気の間にはグラデーションがあります。明らかに病気という人もいれば、病気とは言い切れないものの具合が悪かったり、困っていることがあったりして一時的に精神科医療を使うことが助けになる人もいます。

後者については専門家が対応しなければ適切な支援にはつなげません。また、放っておくと病気になりそうな人を病気にさせないという視点も大事です。そのためには、地域の人が困ったときにまず頼る身近な相談窓口に専門家が常駐できる仕組みをつくり、維持していくことが求められています。

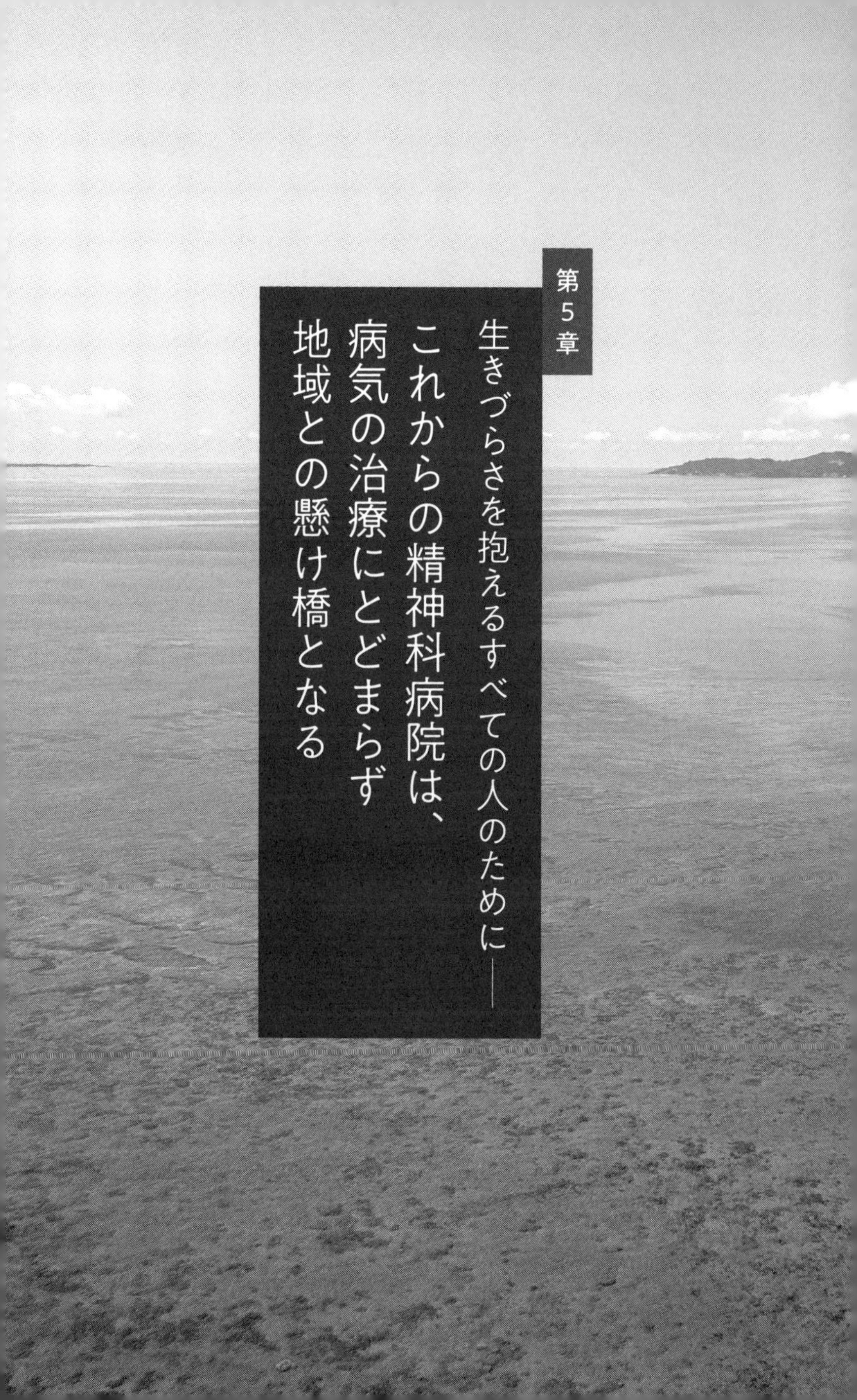

第5章

生きづらさを抱えるすべての人のために——

これからの精神科病院は、病気の治療にとどまらず地域との懸け橋となる

ステップアップは難しいからこそ予防が大事

これからは、精神科医療の専門家集団として、病気の人を治療することはもちろん、病気を未然に防ぐ、あるいは病気の重症化を防ぎ軽症のまま地域生活に戻すための精神医学的なサポートもしていきたいと考えています。広い意味での予防です。

私は35年間精神科医療に携わってきて、予防の大切さを痛感しています。というのは、病気が悪化して精神障がいが固定してしまうとどんなに治療やリハビリテーションを行っても、元の健康な状態に戻ることは難しいのです。

私の病院では、デイケアのほか、自立訓練事業所、就労支援施設、グループホームと種類の異なる施設を併設していますが、それは患者が地域生活へ戻るうえでステップアップできるようにと考えたからでした。医療の伴走が必要な人が通院するのがデイケアなので、デイケアで一定期間リハビリテーションを行ったあと、福祉施設である就労継続支援B型に移る、あるいは、自立訓練事業所で生活訓練を行ったあとグループホームに移って、最終的にアパートでの一人暮らしを目指すなど、ステップアップしていくことを想定していました。

ところが、長年多くの患者を診てきたなかで分かったことは、そういうふうにステップアップしていく人は少ないということです。デイケアでの医療の伴走が必要な人はずっとデイケアが必要なことが多く、福祉中心の伴走で生活が成り立つ人は最初からデイケアではなく就労支援施設に通えます。グループホームも、私の法人で運営しているのは通過型といって、原則２年間という入所期限を設けて、その間にアパートでの一人暮らしの練習をするのですが、それができる人は退院後すぐにグループホームに移れる人がほとんどです。

病気を悪化させてしまうとリハビリテーションを行ってもなかなか次のステップに移れないことが多く、ステップアップできたとしても非常に時間がかかります。だからこそ、病気を悪くさせないことが大事だと学び、治す治療はもちろん、予防という視点も大事にしたいと考えています。だからこそ、最初の相談のところに精神科の専門家が関わる仕組みをつくっていきたいのです。

また、精神疾患は本人が苦しいだけではなく、家族をはじめとした周囲の人も大変です。本人だけではなく、本人の周りの人にも目を向けて、生活が成り立つように、精神科医療の専門家としてサポートしていきたいと考えています。

アドバイスはしない、意思決定を支援する

精神科の患者は、具合が悪くなって、いろいろなことを自分でも試したもののうまくいかなくて、さらに混乱して病院を訪れます。暴れたり、不安で頭がいっぱいになったり、そわそわと落ちつかない様子だったり、人によって症状やその程度はさまざまですが、どんな人も本当は生きていく力があるはずで、混乱しているために一時的に力が発揮できなくなっているだけなのだと私は考えています。

そのため、主治医である私から何をすべきか方向づけるようなアドバイスはほとんどしません。私たちが行うのは、アドバイスではなく、本人の意思決定を支援することです。

例えば、PTSD（心的外傷後ストレス障害）があって、そのつらい体験の記憶がふとしたときにフラッシュバックして具合が悪くなるという訴えがあれば、まずはフラッシュバックを防ぐ治療を行います。そして、フラッシュバックすることがだんだんなくなってきて、具合が悪くなることが減ってきたら、本人はどう生きたいのか、何がしたいのかと

いう話に移っていきます。つまり、治療が２段階に分かれているイメージです。

１段階目の症状を抑えるところまでは、医療者がある程度イニシアチブをとって治療を進めますが、次の「どういうふうに人生を歩んでいきたいのか」という段階では答えをもっているのは患者本人です。私たちは話を聞いて支えることしかできません。

それは統合失調症のような重症な病気でも同じです。発症の初期には強い不安を感じ、どこにいても何をしても恐怖がつきまとい、家に引きこもっていても誰かに見られているような気がしたり、両親や友人に嫌われているように感じたりして、怖いという感情にのみ込まれていきます。

そういうときには症状を抑えることが先決であるため薬物療法も行いますし、カウンセリングも行います。もしも被害妄想が激しくて自身や周りに危害が及ぶ危険性がある場合には入院治療も考えます。そして積極的な治療によって病的な怖さ、不安が減って落ちついてきたら、「じゃあ、どうしようか？　あなたはどうしたい？」と次の段階に移るわけです。

統合失調症を発症した10代後半の女性は、1カ月ほどの入院治療で症状はある程度治まり、週に1回の通院治療に切り替わりましたが、最初の頃は「どんな1週間でしたか?」と尋ねても「うーん……」と固まったまま答えが返ってきませんでした。答えようとはしているものの、考えがまとまらず、文章にならないのです。

しかし治療を重ねるうちに、不明瞭な部分はありつつも答えられるようになってきて、先日は「具合が悪くなって、頓服薬を使って抑えないといけないような症状が出ると、家族に迷惑がかかるかもしれないから怖い」ということを、たどたどしくも説明してくれました。以前に比べたらずいぶんと思考がまとまるようになってきています。そこで「前よりもちゃんと話ができるようになったね。症状が治まってきたら、どうしようか? 何をしようか?」と今後の話を少しずつ始められるようになりました。

このとき、私から「これをやってみたら?」「こういう仕事がいいですよ」などと提案することは、基本的にはありません。同年代の子たちはどうやって過ごしているかといった話はしても、医師である私から具体的な選択肢を示すようなことはほとんどありません。ただ、何もしないで家に引きこもりがちな人には何か些細なことでもいいのでやりたいことを見つけてみるように背中を押します。

精神科医によっても異なりますが、私は、あくまでも本人がやりたいこと、好きなことを探して、それを応援していきたいと考えています。

いざというときにサポートしてくれる人を用意

医療は病気を治すこと、不快な症状を抑えることがなにより肝心です。ただし、症状が治まればいいわけではなく、自分では制御できなくなっていた気持ちをどのようにしてしっかりと自分のものにしていくかというところまで見届けたいと考えています。

一旦症状が治まっても、最初のうちは再び症状がぶり返さないかという不安から、皆慎重に生活をしています。精神科医療の役割は、そうした不安に寄り添いながら、具合が悪くなっていないかを確認し、症状が再び現れた際には薬の調整をしたり、環境の調整を検討したりすることです。例えば、具合が悪くなるわけではないものの、どうしても朝が苦手という人であれば、毎朝決まった時間に通っている福祉事業所の職員に電話をしてもらうだけでも生活が安定していきます。

ただ、やりたいことに挑戦してみたときに、問題なくなじめるのか、あるいはストレスがかかって再び具合が悪くなってしまうのかは、やってみなければ分かりません。よほど無理なことでない限り、本人がやりたいということはまずは「やってみて」と後押しするようにしています。ただし、何回も失敗している人には、止めはしませんが「3回目だけれど大丈夫?」などと声はかけます。

先日も、20代の若い女性患者から、友人の紹介で友人が働いているアルバイト先に勤めたいと言われ、本当に大丈夫なのか確認したばかりです。彼女はスーパーマーケットで週に1回半日のアルバイトをしていたものの、それがきつくなって辞めたばかりです。もし新しいアルバイトもすぐに辞めることになったら、友達をなくす可能性があることを伝えましたが、本人の意思は変わりませんでした。

週に半日のアルバイトでもつらかったわけですから、客観的に見れば、新しいアルバイトもうまくいかない可能性のほうが高いといえます。ですからこちらの意見は伝えますが、「ヨーロッパで修業してきます」といったあまりにも無茶な話でない限り、身の安全が確保されているのであれば、やる前に止めることはほとんどありません。

その代わり、うまくいかないときにどんなサポートがあるかは確認します。例えば、家族の助けを得られそうな場合は「アルバイトを始めることは、ちゃんと家族にも話しておいてね」と念を押しておくなど、具合が悪くなったときに助けてくれそうな人をあらかじめ確保しておきます。

私の病院のある沖縄市では、家族が近くに住んでいることが多いので、困ったときにサポートを得やすいメリットがあります。沖縄県内全体でも、那覇市は都会ですが、それでも県内に実家がある人が多く、車で駆けつけやすい距離感です。

一方、実家から遠く離れて一人暮らしをしている人が多い東京などの都会では、具合が悪くなったときにサポートしてくれる身近な人がいないことが多く、サポートという点では大変です。そういう意味では地方のほうが精神科医療はやりやすいといえます。

30歳でようやく公務員試験に合格したという男性は、「上司の指示が理解できない。ミスばかりしてしまう」と訴えて、外来に来ました。希望していた公務員になれたものの仕事がうまくいかず、そのうち気分も落ち込んできて、休日は寝てばかりで何もやる気が起きなくなってしまったのです。

知能検査を行ったところＩＱは１１０ほどあり、平均よりも1割ほど高いという結果でした。ただ、ワーキングメモリだけが平均より2割強、下回っていました。ワーキングメモリは作業に必要な情報を一時的に覚えておく能力です。平均よりも2割以上低いということは、かなり苦手であることを意味するので、今まで人知れず努力してきたのだと推測できます。

ただ、手が長い、背が高い、足が速いといったことと同じで、ワーキングメモリの高低は特徴であって病気ではありません。そう伝えたうえで、まずは家族に打ち明けることを勧めました。彼の場合、姉と両親がすぐ近くに住んでいたのです。家族といえども、大人になるとそんなに密にはコミュニケーションをとらなくなるものです。「こういうことがあったんだ」と一連のことを相談しておくと、気にかけて声をかけてくれるようになります。

また、彼はワーキングメモリが低いものの、上司から指示を受けたときに紙やスマホを用意してメモをとるゆとりさえあれば、問題なく仕事をこなせるはずです。そう説明しても、本人はまだ心配そうな顔をしていたので、まずは家で家族を相手に試してみてもらうよう伝えました。どうしていいか分からず混乱しているときは、その人に合った方法を助言し、本人がやりたいことを精神医学の観点からサポートしていきます。

管理する医療から、支える医療へ

昭和の頃には、精神障がい者が安全に暮らせるように、生活する範囲が医療者側によってつくられていました。患者が危ない目に遭ったり、新しい環境で失敗してまた具合が悪くなったりしないように、チャレンジする前から私たち医療者が先回りして止めていたのです。いわば管理的な医療でした。

しかし現在では、法を犯すことがない限り、患者が新しい挑戦をする際に医療者が支援する「支える医療」へと変わってきています。それだけに、見守っている側としてはもどかしいこともあります。

長年診ている患者のなかに、知的障がいのボーダーで被害妄想が出やすい人がいます。彼は、一般企業に就職して仕事をしたいという希望を、いつも前向きに話してくれます。ただ、何度もチャレンジしてはうまくいかず、結局、もう10年近く同じようなことを繰り返しています。もう少し目標を下げて、例えば一般就労ではなく福祉的就労からチャレンジしたほうが本人も楽であることは明らかです。でも、本人はどうしても一般就労にこだわり続けているので、その気持ちを否定することはできません。

おそらく周りの家族や友人から、企業への就職はあきらめるように言われていると私は考えています。それでも、本人としてはまだあきらめきれないというのであれば、それもその人の人生です。主治医である私は、もどかしさがありながらも本人の意思に付き合い、定期的に外来で診察をしながら、具合が悪くならないよう健康管理をして見守るしかありません。

さらにいえば、それぞれの患者のチャレンジに付き合っていくなかで、残念ながら時に不幸な結果を招くこともあります。

統合失調症で飲酒量も多かったある患者は、次第にギャンブルにも依存するようになり、やがて借金が膨れ上がりどうにもならなくなって、最終的に自ら命を絶ってしまいました。もしも入院生活を続けていれば、飲酒もギャンブルもできない環境で、最悪な結果は免れたはずです。しかし、飲酒やギャンブルを止めるためだけに強制入院させるわけにはいきません。あのとき、どうすれば最悪の結果を回避することができたのか、今でも答えは出ません。

ほかにも、ＳＮＳでお金を脅し盗られた、知り合いに言われるがまま銀行口座をつくって売ったら特殊詐欺に使われたなど、犯罪に巻き込まれてしまった人もいました。傍から見れば明らかな落とし穴なのですが、精神障がいで認知機能が低下していると分かりやすい落とし穴にも簡単にはまってしまうことがあるのです。

こうしたリスクもあるため、チャレンジに付き合うことは良いことばかりではありません。だからこそ、かつては精神障がい者を入院させて保護することが基本とされていましたが、精神障がいがあっても行動の自由は守られるべきです。現在では、リスクがあるからといって行動を制限することはできません。リスクがあることは理解したうえで患者自身が自分で責任をもってチャレンジできるようになったのです。精神科医療の専門家として、そのチャレンジを支えていきたいと考えています。

それぞれの人生に付き合えるチャンスがある

社会に出てチャレンジすることを禁じ、病院という安全な閉ざされた空間で患者を診ているほうが、余計なリスクを心配しなくて済むため、正直なところ、本人以外は楽でした。しかし私は医療者として、今のほうがずっとやりがいを感じていると自信をもって言えます。

以前は、うまくいかなくて余計に具合が悪くなったら責任はもてないからと、あれもダメ、これもダメと先回りして患者の希望を止めてばかりいました。今は本人のやりたいことを一緒に探し、見守る立場に変わりました。チャレンジがうまくいくこともあればうまくいかないこともあり、やってみたけれど失敗した、頑張ったけれどダメだったなど、見守っている側がハラハラしながらも、本人のやりたいことに付き合える喜びがあります。

というのは、患者それぞれに夢があるからです。その人が若いときから長く診てきたある患者は、「私、ずいぶんあきらめてきたんですよ」と、ある日ふっと話しました。その人は統合失調症で、最初は薬を飲みたくないと拒んでいたものの、飲み始めたら被害妄想や幻覚などの症状が落ちついて調子が良くなり、それ以来、薬を飲みながら安定した生活を続けている人でした。

それでも、統合失調症だからという理由でやりたいことがあっても、やってはいけないのではないかと自分の気持ちに蓋をしていたそうです。「何をあきらめているの？　別に何も止めてはいないよ。悪くなったら診るから、やってみたら？」と伝えると、その1カ月半後の次の診察日に、真っ赤な髪の毛に変身して診察室に現れました。

それまでの彼女とはかけ離れたイメージだったので驚いていると、「ネイルサロンを開業したいので、ネイリスト検定1級をとります」と、目標を教えてくれました。その後、無事にネイリスト検定1級に受かり、次はネイルサロン衛生管理士という資格の取得を目指しているそうで、着々と自分の夢の実現に向けて進んでいます。

もちろん実際に店を開き、客に施術をするようになったら、うまくいくことばかりとは限りません。待っているのは初めてやることの連続ですから、新たなストレスを抱えることもあります。そのときに被害妄想や幻覚がぶり返すのか、なんとか具合を保って仕事を続けていけるのかは、チャレンジしてみなければ分かりません。

しかし、もしも具合が悪くなったときには、またチャレンジできるように医療で支えればいいのです。

オープンな問いかけで治り方が変わった

最近は、私自身の診察のスタイルが変わってきました。

一般的に医者というのは、「眠れていますか？」「具合が悪くなることはありませんでしたか？」など、悪いところを聞くものです。ところが、オープンダイアローグを学び、医療に限らず対話の文化を地域に根付かせることを目指した琉球ダイアロープロジェクトを始めて３、４年経つあたりから、さまざまなことが変わってきました。例えば、普段の診察のなかでも「どう？」「1カ月ほど会っていなかったけれど、今日何か話したいことはある？」と、本人が話したいことをオープンに聞くようになりました。

オープンダイアローグの「オープン」は、固定されない、広いという意味合いです。まさに、「どう？」なのです。そう聞くと、答えが返ってくることもあれば、返ってこないこともあります。返ってこなければ、「じゃあ、この1カ月はどんなふうに過ごしていました？」とちょっと狭めていきます。そうやってオープンに聞いたほうが、症状が改善するのです。

「眠れていますか？」「食事を摂れていますか？」「怖いことはありませんでしたか？」などと悪いことを尋ねる一般的な聞き方は、悪いところを拾って、それを一つひとつ解決していくアプローチです。例えば、眠れないなら睡眠薬を処方し、不安感や恐怖に襲われやすいなら抗不安薬を処方すれば、睡眠、不安といった一つひとつの問題は解決するかもしれません。しかし、その方法でその人が抱えている病気全体が治るかといえば、そうとは限りません。目に見えている問題を一つひとつ潰せばいいというわけではないのです。

いくつかの問題が複雑に絡み合って混乱しているからこそ、病気になっているのであって、「どう？」という問いかけからでしか出てこない話もあります。先ほどの「私、ずいぶんあきらめてきたんです」という言葉も、悪いところを聞く従来の診察スタイルでは出てきませんでした。どんな話でもいいから話したいことを話していいですよ、なんでも聞きますよ、というオープンな対話だからこそ安心して話してくれたのです。

あるとき、「デパスをください」と外来に来た不安神経症の女性がいました。デパスは、ベンゾジアゼピン系と呼ばれる種類の抗不安薬です。強い薬ですし、依存性もあるのであまり出したくないことを伝えましたが、本人はどうしても欲しいと言うので、結局処方しました。この女性は、その後も不眠やイライラ、不安といった理由で薬をもらいに外来にずっと来ていましたが、ふと母親の話をしたのです。

「お母さんが大変で……」と言うので詳しく聞くと、二人暮らしをしている母親とのエピソードが次から次へと出てきました。あるときには財布からお金を盗ったと言いがかりをつけられ、別のあるときには母親のいない間に男を連れ込んで、その男が母親の物を盗ったと、ありもしないことを疑われて責められたこともあったそうです。話を聞いていると母親は統合失調症と思われますが、一度、病院に連れて行ったら母親が激怒したため、それ以来病院には連れて行けなくなったとのことでした。長い間、母親の被害妄想の相手にされて心理的な虐待を受けてきたことは間違いなく、それが彼女の場合は不安神経症という形で表れていたのです。表向きは不安神経症ですが、その奥には母親からの長期間に及ぶ心理的虐待によるPTSDがありました。

「あなたの具合の悪さは、母親との関係に起因していると考えられます」と説明すると、本人もそれまでのことが腑《ふ》に落ちたようです。このように、原因が分かれば対処のしようがあります。まず物理的に距離をおき、さらに「母親は母親、私は私」と心理的な距離も次第にとれるようになり、母親の言動に振り回されることが減っていきました。

彼女の場合は、たまたま診察室での対話のなかで母親の話が出て、そこを掘り下げることができたので解決の方向に少しずつ進むことができましたが、「眠れていますか?」「強い不安はありますか?」などと悪いところを聞いて薬を出すという診療を繰り返していたら、そうはならなかったと確信しています。私もまさか母親に原因があるとは考えてもいませんでしたし、本人にとってはあまりにも日常のことのため私に話すまでは意識していなかったのです。

心の病気は簡単には治らない

心の中は見えません。身体の病気の画像診断のように、「ここに問題があります」と医療者がピンポイントで指し示すこともできなければ、外科手術のように問題を物理的に取り除くこともできません。それだけに、心の病気が治るのにはそれなりの時間がかかります。

そう簡単に治るものではないので、焦ってはいけません。医療者側が治そう治そうと急いでしまうと、かえって治りにくくなるのです。医療者ですから治してあげたいという気持ちはもっていますが、なんとなく、最近の若い公認心理師を見ていると結果を出すことにとらわれすぎているように感じることがあります。

公認心理師は、心理職として日本で初めての国家資格です。２０１５年に公認心理師法という法律が成立し、翌年施行され、２０１８年に第１回公認心理師試験が実施されて初めての公認心理師が誕生しました。

国家資格である公認心理師ができるまでは、臨床心理士という資格をもった心理職が医療機関で働いていました。私の病院にも以前から臨床心理士が多くおり、彼ら彼女らは皆、公認心理師資格も取得していました。そして最近では、大学・大学院で公認心理師になるための教育を受けて国家資格をとった若い公認心理師も新たに入職し、一緒に働いています。日本の心理職唯一の国家資格ですので、今後の活躍に期待しています。

公認心理師は、資格を活かして開業することができます。自分のカウンセリングオフィスを開設することができるのです。臨床心理士も同様に開業することができますが、公認心理師は国家資格である点が大きな違いです。

公認心理師法には、「公認心理師は、その業務を行うに当たって心理に関する支援を要する者に当該支援に係る主治の医師があるときは、その指示を受けなければならない」（同法第42条の2）と明記されています。つまり医療機関においては、公認心理師は医師の指示のもとに心理療法を行う必要があります。主治医が治療の方向性を指示して、その指示に沿ってカウンセリングをはじめとした心理療法を行います。一方、カウンセリングオフィスでは医師の指示は要りません。医療機関では、治療に必要と判断したら医師の責任でカウンセリングを続けることができます。さらに診療報酬も請求できます。

またカウンセリングオフィスでは、患者本人がそのカウンセリングの有効性を判断することになります。効果が実感できなければ患者の足は遠のくためか、コーチングのように短い期間で結果を出さなければいけないという教育を受けているように見受けられます。

医療ですから治すことは基本であり、治したい気持ちを否定するわけではありません。しかし、病院に来るほど混乱した心の病気は、そう簡単には治りません。時間をかけて対話を重ねるなかで、具合の悪さをつくっていた問題の枠組みが見えてきて、本人のなかで「これが言えなかったんだ」「ここに引っかかっていて世の中への不信につながっていたんだ」などと整理がついてくると、次第に良くなっていきます。

医療者は話を聞くなかで、引っかかりを感じた部分の詳細を促すこともありますが、あくまでも患者本人が問題のありかに気づき、心の中で整理をつけていかなければ変わらないのです。それには時間を要します。

対話を重ねるなかで本人が引っかかっていたことに気づいて少し良くなり、さらに対話を続けてまた別のことに気づいてまた少し良くなるというサイクルを繰り返すことで、少しずつ回復に向かっていくのです。

もちろん、具合の悪さがどこまで進むのか、薬が要るのか要らないのか、一時的に薬を使って長く服用する必要はないのかなど見極めながらですが、本人の生きる力を信じて、焦らずに話を聞いて付き合っていくことが必要なのです。

少し前に、「私、醜いんです」と言って、中学生の女の子が外来に駆け込んできたことがありました。その子は一般的にかわいいと評されるだろう顔立ちをしているのに、醜いという思い込みから逃れられず苦しんでいたのです。これは醜形恐怖症といって、若い人に多い病気です。思春期には、多少の思い込みは誰にでもあるのではないかと考えるかもしれませんが、醜形恐怖症が続くと統合失調症になりやすいことが知られています。

彼女は話をしたがったので、心理検査を行って知能や発達に問題はないかなどを確認してから、精神科医である私の診察と心理職のカウンセリングを交互に行いました。その時間は、私たちはただひたすら彼女の話を聞いていました。

すると、話しているうちに小学生のときのある出来事が話題にのぼり、当時の感情を思い出しながら話してくれました。そうした診察を何度か繰り返し、いくつかの過去のエピソードを振り返っていくうちに心の中が整理されていったのか、「醜い」という感情が溶けて笑顔が出るようになったのです。

専門家ほど聞いていない

オープンに聞くことが大事なのは、診察やカウンセリングの場面だけではありません。

例えば、私の病院には現在、10人の精神保健福祉士（ＰＳＷ）が外来・病棟・地域移行の

３つのポジションに分かれて働いています。このうち地域移行では、精神疾患患者がより良い生活を送れるように､地域の障がい福祉サービスにつなげていくことが主な仕事です。その人に合った障がい福祉サービスを紹介し、利用の手続きを支援してくれています。このときにもまずは話を聞くことを大事にしてほしいのです。その人の病名や症状、その重さなどの情報をもとに、週に何日働けそうだからこの施設、と勝手にサービスを決めてしまうのではなく、まずは本人の話を聞くことが重要です。

琉球ダイアローグプロジェクトに参加しているＰＳＷも、患者役をおいてロールプレイをすると、病歴などの情報だけを聞いて患者役の話に耳を貸さず、すぐにサービスを決定しようとするので驚かされます。

病歴によって利用できるサービスの選択肢が絞られるとしても、初めて会う人に話をほとんど聞いてもらえないまま施設を断定的に紹介されれば､良い気分にはなりません。サービスの決定に直接役立つ内容でなくてもいいので、本人の話したいことを聞いてほしいのです。話を聞いてくれたという満足感、安心感が大事です。

話を聞く日とサービスを決定する日は分けるべきです。１回分、時間が余計にかかりますが、話を聞かずに決めるよりも、地域生活に移行したときにうまくいかない確率を減らせるからです。自分の話をちゃんと聞いてくれた人が勧めてくれた施設だからこそ、患者は自分に合っているのだろうと安心できますし、新たな環境での不安も減ります。また、紹介された障がい福祉サービスを利用して地域生活を行うなかで何か困ったこと、心配なことが出てきたときに、話を聞いてくれた人のほうが相談しやすいはずですから、具合が悪くなりそうなときに早めにキャッチできる可能性も上がります。

専門職は、ＰＳＷであれば福祉サービスの利用を決定することが仕事などと、業務を遂行することが仕事であると考えがちです。しかし、まずは目の前の患者に対して人として接することを心がけるべきです。

患者の話を傾聴し人として接するべきなのは、精神科以外の医療者も同じです。近年、お薬手帳の持参や、マイナンバーカードを保険証として利用する機会が増えたことで、精神疾患をもつ患者が他科にかかったときに、精神科に通っていることを意図せず知られてしまうケースが増えました。そうすると、いくら患者が「痛い」と訴えても「気のせいでしょう」と追い返されてしまうことがあります。複数の患者からそんな話を聞き、もどかしさを感じさせられました。

そうしたケースは、私の病院の周りだけでなく、全国でも起こっていることが懸念されます。かなり前の話ですが、医学部に入学したばかりの新入生と、医学教育を５、６年受けた学生で、精神障がい者に対する態度を比較した研究では、後者のほうが一般の人以上に偏見が強いという結果が出ました。しかも、それは日本だけではなく、海外の医療者も同様です。

以前、海外旅行中に出会った人がたまたま同業者だと分かり盛り上がったのですが、私が精神科医だと名乗ると、明らかにトーンダウンしました。これはよくある反応で、精神科医に対しても偏見があることを感じます。精神疾患をもちながら地域で生活する人々に対しては、なおさらその偏見が強いのだと実感します。

東日本大震災のあと、福島で診察をしていたときには、めまいを訴える人が非常に多く、耳鼻科などで処方された薬でも改善しない場合、心の問題としてすぐに精神科に送られるケースが増えていました。本人はとても苦しいのですが、その苦しさにサポートの手が届かず、心の問題あるいは気のせいとして片付けられて追い返されてしまうことが多々あり、悩ましい問題です。

精神疾患のなかでも、神経症より鬱病のほうが重く、さらに重いのが統合失調症などと重症度の違いはありますが、いずれも生活に支障をきたすほどつらいことには変わりありません。本人にとっては生死に関わります。生活がしにくい、できないことは非常につらいことです。そのため、たとえ検査で何も異常が見つからないにしても、医療者は患者のつらい、苦しいといった気持ちに耳を傾け、しっかりと受け止めるべきです。

「できる」と信じることが、自立の範囲を広げる

いまや、精神障がいがあっても地域で生活することが当たり前になっていますが、地域のほうは身近に精神障がい者が生活していることにいまだ慣れていません。精神科以外では、精神障がい者のつらさがなかなか理解されないのもその表れの一つです。

そうしたなか、就労支援施設を併設して発達障がいや知的障がいの人の社会復帰をサポートするクリニックが登場したり、就労支援施設で行う仕事の幅が広がってその人の特性に合った仕事を選べるようになってきたり、精神障がい者に合った支援やサービスが開発されてきています。

また、精神障がい者本人も、自立といわれても、社会経験を積んだことのないまま精神疾患を発症する人も多いため、どこまでの自立ができるのかやってみなければ分かりません。もちろん、どこまで自立できるかは一人ひとり違いますが、「障がい者を働かせるんですか？」と怒られていた時代を振り返れば、みんながチャレンジを続けるなかで自立の範囲は自ずと広がりつつあります。

「ピアサポート」といって、自身も治療を受けている精神障がい者が病院職員になり、患者のサポートをするという試みも始まりつつあります。医療保護入院などで強制的に入院させられたときに、白衣を着た医療者だけではなく、病棟にピアスタッフがいて話を聞いてくれるので、緊張がほぐれたり安心できたりする患者は少なくありません。

患者の気持ちがよく分かるぶん、ピアスタッフのほうが共感しすぎて具合が悪くならないかといった心配があり、現状は全国でもまだ数カ所しか雇用は進んでいません。しかし、「精神障がい者でもできる」という意識が広がっていけば、精神障がい者がピアスタッフとして病院で働くことも当たり前になっていくに違いありません。

私の病院では、厨房などの患者と接する機会のない仕事では精神障がい者も雇用していますが、ピアスタッフとしての雇用はまだ経験がありません。これから、やりたいという気持ちがあり、なおかつ、病状的にも適した人が見つかればぜひ採用したいと考えています。

いろいろな人がいるから面白い

精神障がい者が地域で生活するには、福祉だけではなく学校や企業などとも関わることになります。他人と違うところがあると、目に見えないバリアが働いてしまいがちですが、社会からはじかれると行き場がなくなってしまいます。そのため、精神科医療の専門家として、地域全般を広く下支えする存在でありたいと考えています。

私の友人に聴覚障がいがある人がいます。彼も私もモータースポーツが趣味で、サーキットでのレースに参加するなかで知り合いました。といっても、彼のほうが格段にうまく、いつも教えてもらっています。

彼の妻は沖縄出身で私とは古くからの知り合いです。そんな彼らの夫婦喧嘩はいつも面白いのです。彼は難聴ではあるものの、まったく聞こえないわけではありません。しかし夫婦喧嘩で都合が悪くなると、彼は何も聞こえなくなります。それに対して妻は「こっちを向きなさい」と怒るのです。

耳が悪いことを気にして関わり方を悩む人もいるかもしれませんが、聞こえにくいなら近くに行って話せばいいだけのことです。友達付き合いをするなかで気になったことはありません。夫婦の様子を見ていても、耳の悪さをアクセントに楽しんでいるところさえあります。

身体障がい者にしても、知的障がい者にしても、そして精神障がい者にしてもそれぞれに個性があり、面白い人がたくさんいます。これだけ多様性が叫ばれる時代なのですから、「いろいろな人がいるよね」とおおらかに受け止められる世の中になっていけばいいのにと願ってやみません。その一つの方策が、対話の文化を広げることなのではないかと考えています。

一方で、精神疾患や精神障がいがあるために生きづらさを抱えている人、病気と健康の間で悩んでいる人も多く存在します。精神科病院を経営する立場としては、そういう人たちにワンストップで対応できる仕組みをつくっていくことが、私の生涯を通して実現したい目標です。

おわりに

私は、もともとは医者になりたいと考えていたわけではありません。中学1年のときに父が病院を設立し、長男である私は当然医者になるものという無言の圧力のなかで育ち、18歳で愛知県の医学部に進学しました。しかし、このときには医者になること、実家を継ぐことに前向きになれず、5年間在籍はしたものの、ほとんど登校することなく退学してしまいました。

その際、親からは好きに生きなさいと許しを得たのですが、自由の身になると「好きに生きなさいと言われると、特にやりたいことはないな……」とはたと気づいたのです。

そこで、病院を継ぐのでもう一度医学部を受験させてほしいと両親に懇願し、実家の病院で働きながら勉強をし直し、再び医学部に進学したのが25歳のときです。このときには病院を継ぐことが条件でしたから、精神科以外の選択肢はありませんでした。

当時、病院を継ぐことに二の足を踏んでいたのは、自分に務まる気がしなかったからです。２代目だからといって自分に経営者としての器があるのかとわが身を顧みると、とてもできる気がしませんでした。今は３００人ほどの職員がいますが、当時でもすでに２００人ほどの職員がおり、その先頭に立って病院を運営していくことに自信がなかったのです。

経営に正解はありません。どういう精神科医療が求められているのかという答えのようなものはあるかもしれませんが、これが正解というはっきりとした答えはありません。唯一の正解がない精神科医療の分野で、組織のトップとして、より正解に近い方向に病院を率いていかなければならないわけです。

しかも、時代によって求められる医療も変わっていきます。昔は精神障がい者を保護することが精神科病院に求められている〝答え〟でしたが、今は地域での暮らしを支えることが求められています。そうやって役割は大きく変化していくため、それに合わせて病院の大きさや設備も変えていきたいところです。しかし、そう簡単にコロコロと変えるわけにはいきません。

今という時代に、この地域でどのような精神科医療や精神科病院が求められているのかは、いまだに悩み続けています。走りながらでしか分からないことがたくさんあることも分かってきました。振り返ると、3カ月以内の退院が珍しくなくなったり、24時間365日の入院対応を行える精神科病院が増えたりして、当初はできないと決めつけていたことも当たり前にできるようになってきています。悩みながら走り、走りながら悩み続けるしかありません。

今までの大きな入院病棟は不要になって、病棟はダウンサイジングしながらも精神科医療のニーズのある人に幅広く対応していくという方向性は確かだと考えています。そのための方法をこの本で書いてきましたが、そこに至る道筋にはいろいろな方法があり、それぞれの地域でいろいろなモデルが開発されていくのだろうとも期待しています。

私が今参加している厚生労働省の「精神障害にも対応した地域包括ケアシステムの構築推進・支援事業」においても、いくつかの地域でモデル事業が始まっています。まだ始まったばかりで、その成果が出るのはこれからです。各地域でどんなモデルが生まれるのか、今からとても楽しみです。

豊かな暮らしを実現するには、心の健康が欠かせません。精神科医療へのニーズが年々高まるなか、柔軟な発想をもった若い世代が新たな精神科医療のモデルづくりに積極的に参加してくれることを願っています。

※本書に掲載されている症例については、
プライバシーの観点から一部内容を変更しております。

新垣 元（あらかき はじめ）

医療法人卯の会新垣病院理事長

1958年2月8日福岡県生まれ。1996年に父親が開設している医療法人卯の会新垣病院に入職し、1999年院長に就任。2004年には精神科病院の急性期医療参入に成功し、ノウハウを全国に広めることで「退院させる精神医療」を全国に根付かせた。2011年理事長に就任し、被災地の医療支援を開始。

本書についての
ご意見・ご感想はコチラ

精神科医療の再設計
沖縄から変える日本の精神科医療

2024年11月21日　第1刷発行

著　者　　新垣 元
発行人　　久保田貴幸

発行元　　株式会社 幻冬舎メディアコンサルティング
〒151-0051　東京都渋谷区千駄ヶ谷4-9-7
電話　03-5411-6440（編集）

発売元　　株式会社 幻冬舎
〒151-0051　東京都渋谷区千駄ヶ谷4-9-7
電話　03-5411-6222（営業）

印刷・製本　中央精版印刷株式会社
装　丁　　弓田和則

検印廃止

Printed in Japan
ISBN 978-4-344-94724-5 C0047
幻冬舎メディアコンサルティングＨＰ
https://www.gentosha-mc.com/